ADHS einfach erklärt

ADHS

Dr. Edward M. Hallowell

Infos, Tipps und Tricks
für mehr Lebensqualität

einfach erklärt

DK

INHALT

DIESES BUCH KANN IHR LEBEN VER-ÄNDERN

»Eines Tages stand ich in einer Buchhandlung und wartete auf einen Freund«, schrieb mir Bruce. »Um die Zeit totzuschlagen, sah ich mir die Bücher in den Regalen an. Aus irgendeinem Grund habe ich Ihr Buch aus dem Regal genommen. Als ich zu lesen anfing, traf es mich wie ein Blitzschlag: Ich las darin eine Beschreibung von mir selbst! Irgendwie kannten Sie mich, ohne dass wir uns jemals begegnet wären. Es war diese Art von Offenbarung, von der man sonst nur hört, aber nie glaubt, dass sie einem selbst passieren könnte. Ich sah in Ihrem Buch mein wahres Ich, das ich bisher vor fast allen versteckt hatte.

Als Sie ADHS beschrieben haben, von der ich bis dahin noch nie gehört hatte, haben Sie genau mich beschrieben. Unfassbar, wie viele Details Sie über mich wussten. Sie haben beschrieben, auf welche Art und Weise ich anders bin, aber Sie haben es so getan, dass ich darauf stolz sein kann. Es war wie eine Erlösung, dieses Buch zu lesen. Obwohl ich noch nie von Ihnen oder Ihrem Buch gehört hatte, kam es mir vor, als würden wir uns schon ewig kennen.«

Ich frage mich, ob ich Sie, lieber Leser oder liebe Leserin, vielleicht auch kenne. Wenn dies so ist und Sie sich in meinen Beschreibungen von ADHS (Aufmerksamkeitsdefizit-Hyperaktivitätsstörung) wiederfinden, dann könnte sich für Sie nun alles verändern.

Nicht diagnostizierte ADHS

Etwa 80 Prozent der Erwachsenen mit ADHS wissen nicht, dass sie diese Störung haben. Nicht zu wissen, dass man ADHS hat, ist ungefähr so, als würden Sie unscharf sehen, ohne zu wissen, dass es einen Zustand namens Kurzsichtigkeit gibt. Sobald Sie jedoch herausgefunden haben, dass dieser Zustand existiert, können Sie in ein Optikergeschäft gehen, einen Sehtest machen und sich eine Brille besorgen. Diese Brille wird Ihr Leben auf eine Weise verändern, die Sie sich vorher nicht hätten vorstellen können, weil Sie nicht wussten, was nicht stimmte oder was möglich war. Das Gleiche gilt, wenn man nicht weiß, dass man ADHS hat.

Nicht diagnostizierte ADHS kann das Leben stark einschränken. Eine Diagnose zu erhalten, kann alles verändern.

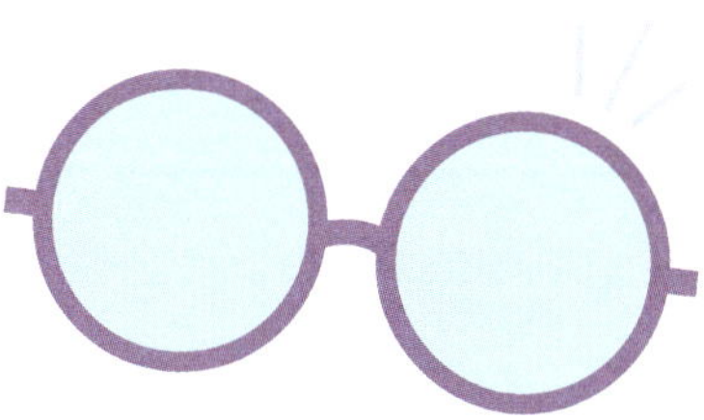

Merke

Einer Person mit ADHS zu sagen, dass sie sich einfach mehr anstrengen muss, ist so, als würde man einer kurzsichtigen Person sagen, sie müsse nur die Augen stärker zusammenkneifen.

Ringen um Erfolg

Ich möchte Ihnen von Maria erzählen. Sie ist ein gutes Beispiel dafür, wie die Diagnose und Behandlung von ADHS das Leben verändern kann.

Maria kam zu mir, weil sie schon sechs Mal die New Yorker Anwaltsprüfung abgelegt hatte und jedesmal durchgefallen war. »Ich bin intelligent, das weiß ich. Aber trotzdem bestehe ich diese verdammte Prüfung einfach nicht«, sagte sie mir. »Dabei lerne ich viel härter für die Prüfung als die anderen Studierenden, und ich weiß, dass ich wahrscheinlich sogar schlauer bin als sie.«

Maria ist ein Paradebeispiel für ADHS im Erwachsenenalter. Sie erzählte mir, als sie wegen ihres Versagens in der Prüfung Hilfe suchte, diagnostizierte man bei ihr eine Depression und verschrieb ihr ein Antidepressivum. Natürlich war sie deprimiert, aber nur, weil sie so frustriert war, ihre Ziele nicht zu erreichen. Das Antidepressivum konnte ihr Grundproblem, nämlich ADHS, nicht lösen.

Während ich ihr das erklärte, schwankte Maria zwischen Weinen und Wut. »Warum haben meine Ärzte das nicht erkannt?«, fragte sie.

»Machen Sie ihnen keine Vorwürfe«, antwortete ich. »Nur wenige Ärzte und Ärztinnen kennen sich mit ADHS bei Erwachsenen aus, insbesondere bei Frauen. Aber jetzt, da wir wissen, was wirklich vor sich geht, können wir uns darum kümmern.«

Mithilfe stimulierender Medikamente und einer Schreibzeitverlängerung bestand Maria bei ihrem nächsten Versuch die Anwaltsprüfung mit Bravour.

Fakt und Fiktion

Fiktion:

Mit ADHS wird man im Leben nie viel erreichen.

Fakt:

Viele Erwachsene, die zu mir kommen, brachen Schule oder Studium wegen schlechter Leistungen ab. Sie gaben aber nicht auf. Die meisten nutzten stattdessen ihre angeborenen unternehmerischen Talente. Der Luftfahrtpionier Richard Branson, der Entertainer Will.I.am sowie Model und Unternehmerin Paris Hilton sind nur einige Beispiele für Menschen mit ADHS, die Großes erreicht haben.

Es steht viel auf dem Spiel

Nicht zu wissen, dass man ADHS hat, kann im Erwachsenenalter schlimme Folgen haben – bis hin zu einem frühen Tod. Russell Barkley, einer der führenden Forscher auf diesem Gebiet, hat die Zahlen ermittelt und gezeigt, dass nicht diagnostizierte ADHS das Leben eines Menschen im Durchschnitt um 13 Jahre verkürzt, weil Menschen mit unbehandelter ADHS viele schlimme Dinge passieren. Die Liste der nachteiligen Folgen umfasst:

- Hohes Risiko für Arbeitslosigkeit
- Finanzielle Schwierigkeiten, die zu hohem Stress führen
- Hohes Risiko für Suchterkrankungen aller Art
- Gescheiterte Beziehungen, die zu sozialer Isolation führen, die wiederum einen hohen Risikofaktor für einen frühen Tod darstellt
- Depressionen, die zu einer viel höheren Rate an Selbstmordversuchen und vollendeten Selbstmorden führen
- Autounfälle
- Verletzungen aller Art
- Akute Angstzustände
- Ein falsch negatives Selbstbild
- Schlechte Selbstfürsorge, einschließlich des Aufschiebens von Kontrollterminen bei Ärzten und Zahnärzten
- Mangelnde Leistung und chronische Frustration führen zu dem Gefühl, ständig benachteiligt zu werden und ein Verlierer zu sein

Und das ist nur eine unvollständige Liste!

Diese Liste schlimmer Folgen, von denen einige miteinander verknüpft sind und sich gegenseitig befeuern, kann einem die Tränen in die Augen treiben. Aber seien Sie beruhigt, keine davon muss eintreten.

Nicht diagnostizierte ADHS verkürzt das Leben um durchschnittlich 13 Jahre.

ADHS ist ein Geschenk

Wir wissen seit mehreren Jahrzehnten von ADHS, aber selbst Angehörige der Ärzteschaft verstehen immer noch nicht wirklich, was ADHS ist. Tatsächlich denken viele dabei immer noch nur an hyperaktive kleine Jungen und haben keine Ahnung, wie viel mehr dahintersteckt.

Unglücklicherweise bremst die Stigmatisierung des gesamten Bereichs der psychischen Gesundheit das Verständnis und die allgemeine Akzeptanz von ADHS aus. ADHS wird leider als eine Form der psychischen Störung eingestuft und wer will schon hören, dass er oder sie eine psychische Erkrankung hat? Diese medizinische Klassifikation, auf die ich im ersten Kapitel (Was ist ADHS?, siehe S. 18–39) näher eingehen werde, ignoriert alle besonderen Talente und Stärken, die mit ADHS einhergehen.

Die meisten Menschen kennen nur die mit ADHS verbundenen Probleme und wissen nicht, dass es sich um ein Geschenk handelt, das nur darauf wartet, ausgepackt zu werden. Sie sind sich nicht bewusst, dass dieser Zustand mit vielen Talenten und Stärken einhergeht, wie zum Beispiel Originalität, Neugier, Kreativität, Vorstellungskraft, Beharrlichkeit, hohe Intuition und unternehmerisches Denken, um nur einige zu nennen. Mehr über alle positiven Eigenschaften von ADHS und ihre negativen Pendants erfahren Sie in Kapitel 3: Der ADHS-Apfelbaum (siehe S. 52–65).

Ich möchte, dass jeder die Vorteile von ADHS kennt. Erst dann wird es möglich sein, den Millionen zu helfen, die immer noch nicht den Weg aus dem Labyrinth der nicht diagnostizierten und unbehandelten ADHS gefunden haben.

ADHS ist wie ein Instrument

ADHS ist nicht nur ein Geschenk, das darauf wartet, ausgepackt zu werden, ich stelle es mir auch gerne wie eine Geige vor, die gespielt werden möchte. Wie die Geige ist ADHS ein schwer zu kontrollierendes Instrument, aber wenn Sie die Fähigkeiten, die ich Ihnen in diesem Buch beibringen werde, üben, üben, üben, werden Sie garantiert Fortschritte machen.

Sobald sich der Erfolg einstellt, werden Sie ihn für den Rest Ihres Lebens nicht mehr missen wollen.

Ich sehe es als meine Lebensaufgabe an, so vielen Menschen wie möglich die Wahrheit über ADHS zu erzählen. Ich möchte, dass jeder weiß, wie er die Hilfe bekommt, die er braucht, um daraus ein wundervolles Instrument zu machen – eben diese Geige. Und wenn Sie keine ADHS haben, möchte ich, dass Sie sich wünschen, Sie hätten sie.

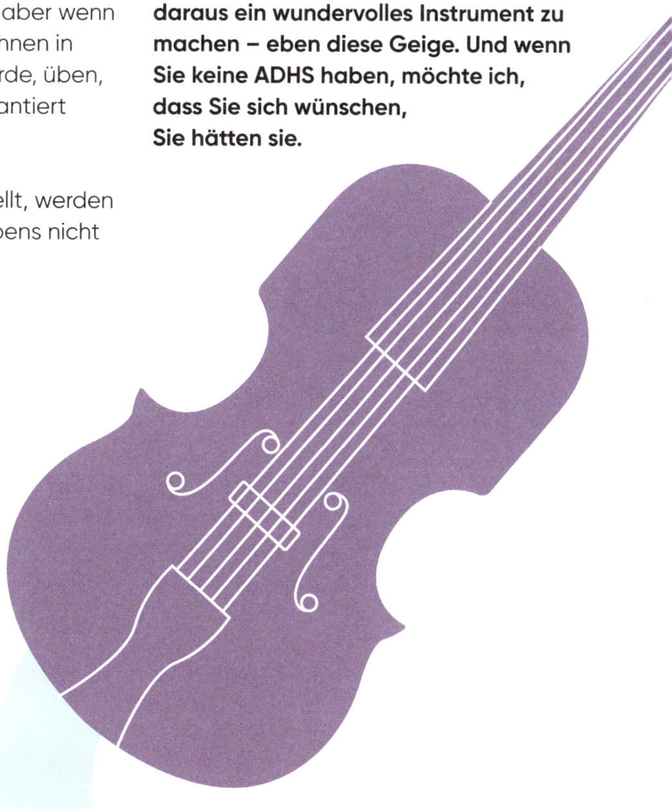

So verwenden Sie dieses Buch

Ich habe mein Bestes getan, um dieses Buch ADHS-freundlich zu gestalten. Sie denken vielleicht, dass ADHS und das Lesen eines Buches nicht so leicht zu vereinbaren sind, aber dieses Buch ist anders. Es enthält Abbildungen, Aufzählungspunkte und viele kleine Kästchen mit Weisheiten über ADHS, die ich in den letzten 40 Jahren gelernt habe. Sie haben mein Wort, ich werde mein Bestes tun, um Sie nicht zu langweilen, und – was noch besser ist – ich werde Ihnen höchstwahrscheinlich helfen.

Dieses Buch soll Sie Schritt für Schritt, Kapitel für Kapitel durch die Welt der ADHS führen. So funktioniert es:

Kapitel 1–3: Ich erkläre zunächst ausführlich, was ADHS ist, sowohl die positiven als auch die negativen Aspekte.

Kapitel 4: Ich stelle einen 10-Schritte-Plan vor, wie Sie mit ADHS Ihr bestes Leben führen können.

Kapitel 5–8: Ich präsentiere Lösungen für einige der häufigsten Hindernisse bei ADHS: Zeit, Geld, Grübeln und Sucht.

Kapitel 9–12: Ich stelle Ihnen vier wichtige Dinge vor, die für ein langes und glückliches Leben mit ADHS von grundlegender Bedeutung sind: Liebe und Bindung, ein kreativer Freiraum, der richtige Job und Selbstfürsorge.

Kapitel 13: Abschließend beleuchte ich das nützlichste, aber am meisten gefürchtete Werkzeug, nämlich Medikamente.

Ein Versprechen

Wenn Sie nach der Lektüre dieses Buches zu dem Schluss kommen, dass Sie an ADHS leiden, verspreche ich Ihnen, dass sich Ihr Leben verbessern wird. Die Frage ist nur, wie stark.

Fast alle Erwachsenen, die ich seit 1981 diagnostiziert habe, kamen wegen unerklärlicher Leistungsschwäche zu mir. Es ging ihnen oft gut, sogar sehr gut, aber tief in ihrem Inneren wussten sie einfach, dass es ihnen noch besser gehen könnte, vielleicht sogar *viel* besser. Ihnen war klar, dass sie ihre Träume verwirklichen könnten, *wenn nur ...*

Sie hatten einfach keine Ahnung, wie sie die Lücke nach »wenn nur« ausfüllen sollten, weil sie noch nie von ADHS gehört hatten. Oder sie hatten davon gehört und wussten nicht, dass es auf sie zutrifft.

Mit der richtigen Intervention können Karrieren einen Sprung nach vorne machen; fast totgeglaubte Beziehungen können wiederbelebt werden; der innere Aufruhr kann nachlassen und Seelenfrieden kann einkehren. Das Leben kann sich auf jede erdenkliche Weise verbessern.

Dies ist mein Versprechen in aller Kürze: Die Diagnose und Behandlung von ADHS kann ein Leben voller Frustration und Misserfolg in ein Leben voller Erfüllung und Freude verwandeln.

Klingt das zu schön, um wahr zu sein? Das ist es nicht. Auch wenn Sie normalerweise keine Bücher lesen, machen Sie bei diesem kurzen Buch eine Ausnahme.

Dieses Buch kann Ihr Leben verändern.

Kapitel 1

WAS IST ADHS?

ADHS ist ein verwirrender und irreführender Begriff, denn wir Menschen mit ADHS leiden nicht an einem Defizit, sondern an einem Übermaß an Aufmerksamkeit. Dennoch wird dieser ungenaue Begriff für die Diagnose verwendet. Die klinische Beschreibung lautet:

~ ADHS ist durch drei Symptome gekennzeichnet:
  - Unaufmerksamkeit oder Ablenkbarkeit
  - Impulsivität
  - Hyperaktivität

~ ADHS kommt gleichermaßen bei Männern und Frauen vor. Es wird bei Männern jedoch häufiger diagnostiziert, da Mädchen und Frauen mit ADHS tendenziell weniger auffällig sind und daher leichter übersehen werden.

~ ADHS ist vermutlich genetisch vererbbar.

Was ist schon ein Name?

Die Leute fragen mich ständig: »Was ist der Unterschied zwischen ADHS und ADS?« Als ich 1981 zum ersten Mal von dieser Erkrankung erfuhr, nannte man sie Aufmerksamkeitsdefizitstörung (ADS). 1987 wurde der Name in Aufmerksamkeitsdefizit-Hyperaktivitätsstörung (ADHS) geändert und die Erkrankung offiziell in die Subtypen ADHS mit oder ohne Hyperaktivität unterteilt. Der Begriff ADS wurde verworfen. Wenn Sie also ADHS ohne Hyperaktivität haben, werden Sie die Diagnose ADHS vom vorwiegend unaufmerksamen Typ erhalten. Und wenn Sie ADHS mit Hyperaktivität und Unaufmerksamkeit haben, lautet Ihre Diagnose ADHS vom kombinierten Typ. Mehr als 35 Jahre später verwirrt diese Nomenklatur die Menschen immer noch.

Ich denke, wir brauchen einen neuen Namen für diese Erkrankung, denn nicht nur ist der Begriff ADHS ungenau, sondern er impliziert auch kognitive Beeinträchtigungen, als ob die Erkrankung einer Demenz ähnelte, oder als ob Menschen mit ADHS nicht sehr helle wären. Daher möchte ich einen neuen Namen vorschlagen, der drei der Schlüsselelemente der Erkrankung (Variabilität, Aufmerksamkeit und die Suche nach Stimulation) in einem Begriff vereint: VAST – Variable Attention Stimulus Trait, auf deutsch »Variables Aufmerksamkeitsstimulationsmerkmal«, das eine variable Verarbeitung von Reizen kennzeichnet. Der Begriff ist zutreffend und er gibt uns Menschen mit ADHS nicht das Gefühl, minderwertig zu sein, als wären uns Türen verschlossen – was absolut nicht stimmt.

In diesem Buch verwende ich jedoch weiter ADHS, um Verwirrung (und noch mehr Akronyme) zu vermeiden.

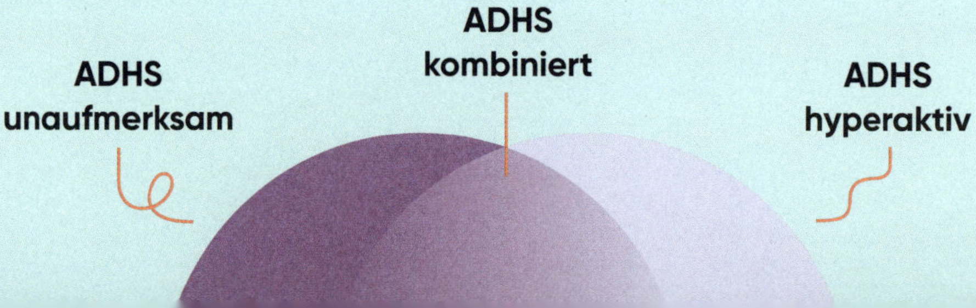

Eine Eigenschaft, keine Störung

Am Ende dieses Kapitels (siehe S. 35–37) zeige ich Ihnen eine ausführlichere Definition von ADHS aus dem *Diagnostischen und Statistischen Manual Psychischer Störungen (DSM).* ADHS ist eine dieser Störungen. Meiner Meinung nach handelt es sich bei ADHS jedoch nicht um eine Störung, sondern um eine Eigenschaft, einen Wesenszug. Je nachdem, wie Sie damit umgehen, kann ADHS Ihr Leben ruinieren oder Ihre Superpower sein, die Sie in Ihrem Fachgebiet an die Spitze bringt.

Für die meisten Menschen ist es ein bisschen von beidem, daher möchte ich Ihnen helfen, die Vorteile zu maximieren und die Nachteile zu minimieren.

Warum zeige ich Ihnen diese offizielle, ausführlichere Definition nicht sofort? Nachdem ich seit 1981 Tausende von ADHS-Fällen jeden Alters diagnostiziert habe, weiß ich, wie riesig der Unterschied zwischen der Beschreibung von ADHS im DSM und ihrem Erscheinungsbild im wirklichen Leben ist.

Merke

**Kein Gehirn ist gleich.
Kein Gehirn ist das Beste.
Jedes findet seinen eigenen, besonderen Weg.**

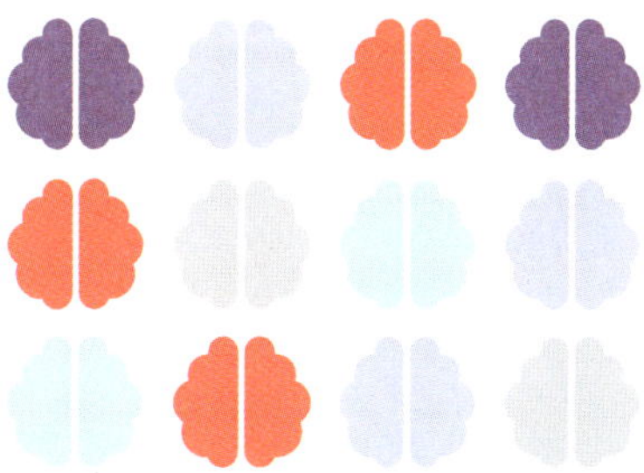

Eine kurze Liste mit ADHS-Merkmalen

Glauben Sie, dass Sie oder jemand in Ihrem Umfeld ADHS haben könnte? Wenn Sie ADHS haben, werden Sie wahrscheinlich folgende Anzeichen feststellen:

- **Ihre Gedanken rasen,** sie verweilen selten länger bei einem Thema.
- **Sie finden Langeweile unerträglich.** Sobald Sie sich langweilen, schalten Sie ab – körperlich oder geistig.
- **Sie sind sehr eigenwillig,** Normen interessieren Sie nicht.
- **Sie haben das Gefühl, dass Sie Ihr Potenzial nicht voll ausnutzen.** Sie wissen, dass Sie im Grunde viel besser sein könnten, und das mit weniger Aufwand.
- **Sie sind ungeduldig.** Sie hassen es, zu warten, Sie können es nicht ertragen, wenn jemand lange braucht, um zum Punkt zu kommen.
- **Sie sind kreativ.** Es mangelt Ihnen nicht an neuen Ideen. Das Problem ist, am Ball zu bleiben und sie weiterzuverfolgen.
- **Sie haben ständig das Bedürfnis, etwas zu erschaffen,** zu erreichen, zu bewegen, in die Tat umzusetzen, etwas aufzubauen.
- **Sie sind außerordentlich stur.** (Bevor Sie protestieren, fragen Sie jemanden, der Sie gut kennt.)
- **Ihr Zeitgefühl ist verzerrt.** Menschen mit ADHS kennen meist nur zwei Zeiten: JETZT und NICHT JETZT.
- **Sie brauchen hohe Stimulation.** Sie wünschen sich Spannung, Risiko, Geschwindigkeit und sofortige Ergebnisse. Manchmal wählen Menschen mit ADHS falsche Methoden, um sich zu stimulieren. Ganz oben auf der Liste stehen dabei alle Süchte wie Drogen und Alkohol, Nikotin, Glücksspiel, Sex, Einkaufen, Essen und Zucker bis hin zu Zwängen und Selbstverletzung.
- **Sie hassen es, sich an Regeln zu halten,** nicht weil Sie ein Autoritätsproblem haben, sondern weil Sie erkennen, dass Regeln Sie oft daran hindern, effizient zu sein.
- **Sie verabscheuen Heuchelei.**

In Kapitel 3: Dem ADHS-Apfelbaum werde ich dieser Liste weitere Merkmale hinzufügen und Sie werden sehen, wie weit diese über das DSM hinausgehen. Das liegt daran, dass das Spektrum von ADHS-Merkmalen in der Realität enorm groß ist.

Ferrari-Gehirn mit Fahrradbremsen

Ich vergleiche das ADHS-Gehirn gerne mit einem Ferrari. Wie der Motor eines Ferrari verfügt das ADHS-Gehirn über eine außergewöhnliche Leistungsfähigkeit. Es ist viel schneller als das durchschnittliche Gehirn. Aber es gibt ein Problem: Dieses Ferrari-Gehirn besitzt nur Fahrradbremsen. Eine Person mit ADHS hat in der Regel Schwierigkeiten, die außergewöhnliche Leistungsfähigkeit ihres Gehirns zu kontrollieren.

Wenn Sie ADHS haben, läuft Ihr Gehirn ständig auf Hochtouren. Am liebsten würde es im höchsten Gang einfach davonfahren. Ein so leistungsfähiges Gehirn zu bremsen, ist schwer, deshalb sind viele Erwachsene mit ADHS so zerstreut und konfus. Macht ohne Kontrolle erzeugt Chaos – und zwar ein mächtiges, oft zerstörerisches Chaos.

Im Lauf der Jahre habe ich mich zu einem ziemlich guten Bremsenspezialisten entwickelt. Wenn Sie an ADHS leiden, ist es mein Ziel, Ihre Bremsen so zu verstärken, dass sie Ihr Gehirn verlangsamen, wenn es sich auf ein Detail konzentrieren muss, es aber nicht blockieren, wenn es nach neuen Ideen suchen möchte.

Mein Ziel ist, Ihnen als Fahrer die Kontrolle über Ihr Gehirn zu übertragen. Sie kontrollieren Ihr Gehirn und nicht umgekehrt.

Ein Großteil der Behandlung von ADHS zielt darauf ab, die Kontrollfähigkeit zu stärken, ohne dabei die Kreativität oder die »spezielle Mischung« aus Charisma und Originalität einzuschränken, die von einem gewissen Grad an Spontanität abhängt.

Die Hemmschleifen im Gehirn müssen sorgfältig kalibriert werden, um dramatische Misserfolge, aber auch kleinere, nicht weniger schädliche Flüchtigkeitsfehler oder lästige Störungen zu verhindern.

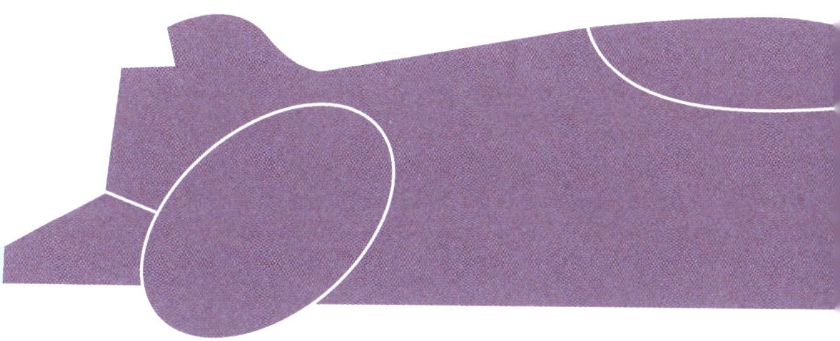

Leben vor der Diagnose

Bevor Sie eine Diagnose erhalten, ist Ihr Leben mit ADHS vielleicht von Frustration und Leistungsschwäche geprägt. Wahrscheinlich hat man Ihnen schon als Kind oft gesagt, dass Sie sich mehr anstrengen müssen, dass Sie Ihr beträchtliches Talent verschwenden, dass Sie faul sind und dass Sie es später bereuen werden, sich nicht genug Mühe gegeben zu haben.

Jetzt ist später. Sie rackern sich ab, aber der gewünschte Erfolg bleibt aus und Sie verlieren allmählich die Hoffnung, dass er jemals eintreten wird.

Ich erzähle Ihnen jetzt eine wahre Begebenheit.

Eines Tages, als ich gerade anfing, dieses Buch zu schreiben, hatte ich eine Autopanne und suchte eine Mitfahrgelegenheit. Zu meiner Freude hielt gleich das erste Auto an, das sich näherte. Ich kletterte auf den Rücksitz und dankte den beiden jungen Männern, die mich gerettet hatten. Wir kamen ins Gespräch und der Fahrer, Roscoe, fragte mich nach meinem Beruf. Ich erzählte ihm, dass ich ein auf ADHS spezialisierter Arzt sei und erklärte ihm, was ADHS ist.

Schon nach wenigen Sätzen sagte Roscoe: »Das bin ich! Ich bin 30 Jahre alt und komme einfach nicht voran. Ich bin wirklich nicht dumm ...« »Er ist ein Genie!«, unterbrach ihn sein Freund. »... aber ich habe irgendwie aufgegeben. Ich weiß nicht mehr, was ich tun soll. Ich warte einfach nur noch auf einen glücklichen Zufall.«

»Tja nun, hier bin ich«, antwortete ich, »Ihr glücklicher Zufall.« Wir haben alle gelacht, aber beide Jungs haben es auch ernst genommen, genau wie ich. Ich bat Roscoe, eines meiner vorherigen Bücher zu lesen, und sagte ihm, wenn er sich darin wiedererkenne, was sicher der Fall sei, solle er mich anrufen. Ich sagte ihm, dass ich ihn kostenlos behandeln würde, um ihm für seine Hilfe zu danken.

Leider hat er sich bis jetzt noch nicht bei mir gemeldet. Sie würden nicht glauben, wie viele meiner Sitzungen mit neuen Patienten damit beginnen, dass der Patient oder die Patientin sagt: »Ich wollte schon seit Jahren einen Termin bei Ihnen vereinbaren ...«

Es ist nie zu spät

Ich möchte, dass Sie wissen, dass es nie zu spät für eine ADHS-Diagnose ist. Ich habe einmal sogar einen 76-jährigen Mann behandelt. Danach konnte er endlich das Buch schreiben, das er schon sein ganzes Leben lang verfassen wollte.

Je älter man wird, desto mehr resigniert man und es kommen einem Wörter wie »Versagen« oder »Enttäuschung« in den Sinn. Aber egal, wie alt Sie sind, es ist nie zu spät. Die Party namens »Leben« endet erst, wenn man für tot erklärt wird, und selbst dann – wer weiß schon, was danach passiert?

Wenn Sie denken, dass Sie ADHS haben könnten, und sich die in diesem Buch beschriebenen Wege zur Kontrolle von ADHS näher anschauen, könnten sich Jahre an beruflichen und privaten Zielverfehlungen und schlechten Leistungen in Erfolge verwandeln.

ADHS und Leistungsschwäche

Der übliche Hinweis darauf, dass ein Erwachsener ADHS hat, ist unterdurchschnittliche Leistung. Dann schaue ich mir die Geschichte der Person an und finde heraus, was sonst noch vor sich geht. Der beste Test auf ADHS ist der älteste Test in der gesamten Medizin: die Lebensgeschichte einer Person.

Ich habe selbst ADHS und außerdem eine andere weithin missverstandene Erkrankung namens Legasthenie. Mir wurde von Experten auf diesem Gebiet gesagt, dass ich kein ADHS haben könne, weil ich es im Leben zu weit gebracht habe. Das ist einer der vielen Mythen rund um ADHS, dass man im Leben ein Versager sein muss, um diese Diagnose zu rechtfertigen.

Ich bin nur einer von vielen, die der lebende Beweis für das Gegenteil sind. Ich habe das Harvard College und die Tulane University School of Medicine absolviert und danach meine Facharztausbildung an der Harvard Medical School abgeschlossen; ich habe 21 Bücher geschrieben, die etwa zwei Millionen Mal verkauft wurden; Ich arbeite mit 72 Jahren immer noch jeden Tag als Psychiater. Aber was am wichtigsten ist: Ich bin seit 34 Jahren glücklich mit meiner Frau Sue verheiratet und zusammen haben wir drei Kinder großgezogen, die alle meine ADHS geerbt haben.

Aber im Vergleich zu einigen der unfassbar erfolgreichen Menschen, die diese sogenannten Störungen und Behinderungen haben, bin ich nur ein kleiner Fisch. Werfen Sie mal einen Blick auf die nebenstehende Box.

Fakt und Fiktion

Fiktion:

ADHS ist nur ein anderes Wort für dumm. Wenn Sie erfolgreich sind, können Sie kein ADHS haben.

Fakt:

Ich kann auf jedem Gebiet mindestens eine Person an der Spitze nennen, die ADHS hat. Es handelt sich dabei um Personen, die mit dem Nobelpreis ausgezeichnet wurden; um Selfmade-Millionärinnen und Milliardäre; erfolgreiche Entrepreneure jeder Couleur sowie Profis der Spitzenklasse auf den Gebieten Kochen, Schach, Musik, Chemie, Kardiologie und Kriminalistik – um nur einige davon zu nennen. Bei uns ist jeder Buchstabe des Alphabets mehrfach vertreten.

Im Zweifel für die Wissenschaft

Bis vor Kurzem haben viele Menschen ADHS als eine Modeerscheinung oder eine »amerikanische Erfindung« abgetan, wie ein britischer Psychologe es einmal mir gegenüber ausdrückte. Er hielt ADHS lediglich für eine Ausrede für faule Kinder, denen es an Disziplin mangelte, und deren Eltern nicht das Notwendige taten, um ihnen auf die Sprünge zu helfen.

Zum Glück setzt sich früher oder später fast immer die Wissenschaft durch. Schließlich haben die Menschen irgendwann auch akzeptiert, dass die Welt keine Scheibe ist und nicht wie ein Kronjuwel unbeweglich im Zentrum des Sonnensystems thront.

Es ist dennoch nicht ganz einfach, die Vorurteile zu entkräften, die Menschen gegenüber ADHS haben. Das liegt vor allem daran, dass ADHS auf den ersten Blick oft wie eine erfundene Ausrede wirkt, um sich vor Verantwortung und Leistung zu drücken.

Werfen wir einen Blick auf ein paar Beispiele:

Lehrer:

Wo sind deine Hausaufgaben?

Schüler:

Ich habe sie gemacht, aber zur Hause vergessen. Ich habe ADHS.

Chef:

Warum sind Sie zu jedem Meeting zu spät?

Angestellte:

Ich habe ADHS und deshalb ein anderes Zeitgefühl.

Beide Antworten sind »offensichtlich« schlechte Ausreden.

Doch nur weil etwas falsch *erscheint*, heißt das nicht, dass es auch falsch ist. Denn was könnte »offensichtlicher« sein, als dass die Welt eine Scheibe ist? Oder dass die Erde stillsteht?

ADHS ist keine Entschuldigung dafür, keine Verantwortung zu übernehmen. Wir können dem Finanzamt nicht sagen: »Ich habe vergessen, Steuern zu zahlen, weil ich ADHS habe.«

Wir müssen natürlich wie alle anderen unsere Steuern zahlen. ADHS ist jedoch ein guter Grund, aktiv Verantwortung zu übernehmen, beispielsweise indem Sie jemanden finden, der Ihnen bei Ihrer Steuererklärung hilft.

Merke

Mit unbehandelter ADHS zu leben ist in etwa so, als würden Sie bei starkem Regen in einem Auto mit schlechten Scheibenwischern fahren: Sie können die Straße kaum sehen. Dieses Buch, das voller Ratschläge für ein optimales Leben mit ADHS ist, wird Ihnen jedoch einen Satz neuer, leistungsstarker Scheibenwischer liefern, sodass Sie mit Zuversicht in die Zukunft blicken können.

Leider behindern kulturelle Werte die Akzeptanz von ADHS. Die westliche Kultur priorisiert harte Arbeit. Der Schlüssel zum Erfolg? Hart arbeiten. Der Ausweg aus Schwierigkeiten? Niemals aufgeben. In den unsterblichen Worten von Thomas Edison besteht Genie zu einem Prozent aus Inspiration und zu 99 Prozent aus Schweiß.

Sobald ADHS als Erklärung für Versäumnisse herangezogen wird, werden manche Menschen stutzig. Für sie ist diese Störung nur eine Ausrede, sich nicht die Mühe zu machen, pünktlich zu sein; eine Rechtfertigung für die Faulheit einer brillanten Schülerin, die schlechte Noten bekommt, oder ein Grund, talentierte Mitarbeitende zu behalten, die jedoch selten pünktlich liefern und mit allem herausplatzen, was sie denken.

Aber wir sollten nicht zulassen, dass Vorurteile und nicht hinterfragtes Denken die Oberhand gewinnen und Vernunft, Beweise und Wissenschaft verdrängen. Wissenschaft ist kein Glaubenssystem. Es ist ein System des Wissens, dessen, was bekannt ist. Und durch wissenschaftliche Forschung wurde die Existenz von ADHS eindeutig nachgewiesen.

1990 festigte eine bahnbrechende Studie im renommierten *New England Journal of Medicine* die Position von ADHS auf der wissenschaftlichen Landkarte. Sie zeigte einen Unterschied in der Glukoseaufnahme und damit der Gehirnaktivität im Gehirn von Erwachsenen, die in der Kindheit an ADHS erkrankt waren, im Vergleich zu Erwachsenen, die keine solche Vorgeschichte hatten.

Die Bereiche mit verminderter Aktivität im Gehirn korrelierten mit den bei ADHS beobachteten Symptomen. Wie Sie sehen, kann uns die Wissenschaft helfen, ADHS zu verstehen.

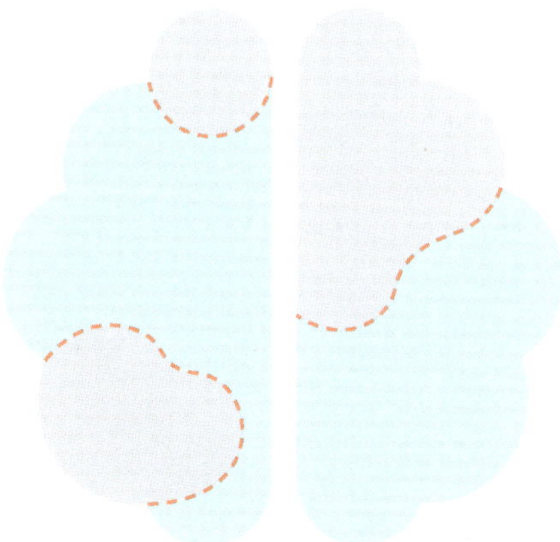

Was ist die offizielle Definition von ADHS?

Die Definition von ADHS in der aktuellsten Ausgabe des US-amerikanischen *Diagnostischen und Statistischen Manuals Psychischer Störungen (DSM)* und der *Internationalen statistischen Klassifikation der Krankheiten und verwandter Gesundheitsprobleme (ICD)* wird von medizinischem Fachpersonal weltweit anerkannt. Diese Definition ist zwar begrenzt und reduktionistisch, aber dennoch von wesentlicher Bedeutung für die Forschung und auch zur Beseitigung von Unklarheiten darüber, was ADHS ist und was nicht.

Aufmerksamkeitsdefizit-/Hyperaktivitätsstörung (ADHS) *[Definition]*

A. **Ein anhaltendes Muster von Unaufmerksamkeit und/oder Hyperaktivität-Impulsivität, das die Funktionsfähigkeit oder Entwicklung beeinträchtigt, wie durch (1) und/oder (2) gekennzeichnet:**

1. Unaufmerksamkeit: Sechs (oder mehr) der folgenden Symptome bestehen seit mindestens 6 Monaten in einem Ausmaß, das nicht mit dem Entwicklungsstand vereinbar ist und sich direkt negativ auf soziale und akademische/berufliche Aktivitäten auswirkt:

Hinweis: Die Symptome sind nicht nur Ausdruck von oppositionellem Verhalten, Trotz, Feindseligkeit oder Unverständnis von Aufgaben oder Anweisungen. Bei älteren Jugendlichen und Erwachsenen (ab 17 Jahren) sind mindestens fünf Symptome erforderlich.

a. Häufig unaufmerksam gegenüber Einzelheiten. Macht Flüchtigkeitsfehler bei Schularbeiten, bei der Arbeit oder bei anderen Tätigkeiten.

b. Hat oft Schwierigkeiten, die Aufmerksamkeit bei Aufgaben und beim Spielen aufrechtzuerhalten (hat z. B. Schwierigkeiten, bei Vorträgen, Gesprächen oder längerem Lesen konzentriert zu bleiben).

c. Scheint bei direkter Ansprache oft nicht zuzuhören, auch wenn es keine offensichtliche Ablenkung gibt.

d. Führt oft Anweisungen nicht vollständig durch und bringt Schularbeiten, andere Arbeiten oder Pflichten am Arbeitsplatz nicht zu Ende (z. B. beginnt mit Aufgaben, verliert aber schnell den Fokus und lässt sich leicht ablenken).

e. Hat oft Schwierigkeiten, Aufgaben und Aktivitäten zu organisieren (z. B. Schwierigkeiten, aufeinanderfolgende Aufgaben zu bewältigen; Materialien und Habseligkeiten in Ordnung zu halten; unordentliche, unorganisierte Arbeit; schlechtes Zeitmanagement; Nichteinhaltung von Fristen).

f. Vermeidet oft Aufgaben, die eine anhaltende geistige Anstrengung erfordern, oder befasst sich nur widerwillig damit (z. B. Hausaufgaben; bei Erwachsenen das Erstellen von Berichten, das Ausfüllen von Formularen, das Durchsehen langer Arbeiten).

g. Verliert oft Dinge, die für Aufgaben oder Aktivitäten notwendig sind (z. B. Schulmaterialien, Bleistifte, Bücher, Werkzeuge, Brieftaschen, Schlüssel, Papierkram, Brillen, Mobiltelefone).

h. Lässt sich oft leicht durch äußere Reize ablenken (bei Erwachsenen kann dies auch unzusammenhängende Gedanken beinhalten).

i. Ist bei Alltagstätigkeiten häufig vergesslich (z. B. Hausarbeiten erledigen, Besorgungen machen; bei Erwachsenen Anrufe zurückrufen, Rechnungen bezahlen, Termine einhalten).

2. Hyperaktivität und Impulsivität: Sechs (oder mehr) der folgenden Symptome bestehen seit mindestens 6 Monaten in einem Ausmaß, das nicht mit dem Entwicklungsstand vereinbar ist und sich direkt negativ auf soziale und akademische/berufliche Aktivitäten auswirkt:

Hinweis: Die Symptome sind nicht nur Ausdruck von oppositionellem Verhalten, Trotz, Feindseligkeit oder Unverständnis von Aufgaben oder Anweisungen. Bei Jugendlichen ab 17 Jahren und Erwachsenen sind mindestens fünf Symptome erforderlich.

a. Fuchtelt häufig mit Händen oder Füßen oder windet sich auf dem Sitz.

b. Verlässt häufig den (Sitz-)Platz in Situationen, in denen erwartet wird, dass man sitzen bleibt (z. B. im Klassenzimmer oder im Büro).

c. Läuft oft umher oder klettert exzessiv in Situationen, in denen dies unpassend ist. (Hinweis: Bei Jugendlichen und Erwachsenen kann dies auf ein subjektives Unruhegefühl beschränkt bleiben.)

d. Ist oft nicht in der Lage, ruhig zu spielen oder sich mit Freizeitaktivitäten ruhig zu beschäftigen.

e. Ist oft »auf Achse« und verhält sich »wie getrieben« (z. B. ist nicht in der Lage oder fühlt sich unwohl dabei, längere Zeit still zu sitzen, wie in Restaurants oder bei Besprechungen); kann von anderen als ruhelos oder als schwer zu folgen empfunden werden.

f. Redet häufig übermäßig viel.

g. Platzt häufig mit einer Antwort heraus, bevor die Frage beendet ist (vervollständigt z. B. die Sätze anderer Personen).

h. Kann oft nicht in einer Reihe warten oder ein Drankommen abwarten.

i. Unterbricht und stört andere häufig (z. B. bei Gesprächen oder Aktivitäten; benutzt fremde Sachen, ohne um Erlaubnis zu fragen; mischt sich in die Aktivität anderer ein oder übernimmt diese).

B. **Mehrere unaufmerksame oder hyperaktiv-impulsive Symptome traten vor dem 12. Lebensjahr auf.**

C. **Mehrere unaufmerksame oder hyperaktiv-impulsive Symptome treten in zwei oder mehr Situationen auf (z. B. zu Hause, in der Schule, bei der Arbeit, bei Freunden oder Verwandten).**

D. **Es gibt eindeutige Hinweise darauf, dass die Symptome die Qualität der sozialen, akademischen oder beruflichen Funktionsfähigkeit beeinträchtigen oder verringern.**

E. **Die Symptome treten nicht ausschließlich im Verlauf einer Schizophrenie oder einer anderen psychotischen Störung auf und lassen sich nicht besser durch eine andere psychische Störung (z. B. affektive Störung, Angststörung, dissoziative Störung, Persönlichkeitsstörung, Substanzvergiftung oder Entzug) erklären.**

Subtypen:

- **Kombinierter Typ:** Sowohl Kriterium A1 (Unaufmerksamkeit) als auch Kriterium A2 (Hyperaktivität-Impulsivität) wurden in den letzten 6 Monaten erfüllt.
- **Vorwiegend unaufmerksamer Typ:** Kriterium A1 (Unaufmerksamkeit) ist erfüllt, Kriterium A2 (Hyperaktivität-Impulsivität) wurde jedoch in den letzten 6 Monaten nicht erfüllt.
- **Vowiegend hyperaktiver/impulsiver Typ:** Kriterium A2 (Hyperaktivität-Impulsivität) ist erfüllt, Kriterium A1 (Unaufmerksamkeit) wurde jedoch in den letzten 6 Monaten nicht erfüllt.

Weitere Spezifikation:

- **In Teilremission:** Betroffene erfüllen nicht mehr alle notwendigen Kriterien, zeigen aber noch Symptome, durch die sie weiterhin im sozialen, schulischen oder beruflichen Funktionsniveau beeinträchtigt sind.

Schweregrade:

- **Leicht:** Es liegen nur wenige Symptome vor, die über die zur Diagnosestellung erforderlichen Kriterien hinausgehen, und die Symptome führen nur zu geringfügigen funktionellen Beeinträchtigungen.
- **Mittel:** Es liegen Symptome bzw. Funktionseinschränkungen zwischen »leicht« und »schwer« vor.
- **Schwer:** Es liegen viele Symptome vor, die über das für die Diagnose erforderliche Maß hinausgehen, oder es liegen mehrere Symptome vor, die besonders schwerwiegend sind oder zu einer deutlichen Beeinträchtigung der sozialen oder beruflichen Leistungsfähigkeit führen.

Der Marsmännchentest

Dieses Kapitel begann mit der Frage »Was ist ADHS?«. Stellen Sie sich vor, ein Marsmännchen kommt auf Sie zu (ich gebe zu, das ist ein etwas ungewöhnliches Szenario). Es hatte einen Menschen von ADHS sprechen hören und will nun von Ihnen wissen, was das ist. Was würden Sie ihm antworten? Wenn Sie ADHS mit Ihren eigenen Worten erklären können, anstatt die offizielle Definition zu rezitieren, dann sind Sie auf dem Weg zu einem Verständnis von ADHS, das Sie der sich ständig verändernden Realität Ihrer einmaligen Art des »Seins« deutlich näher bringt.

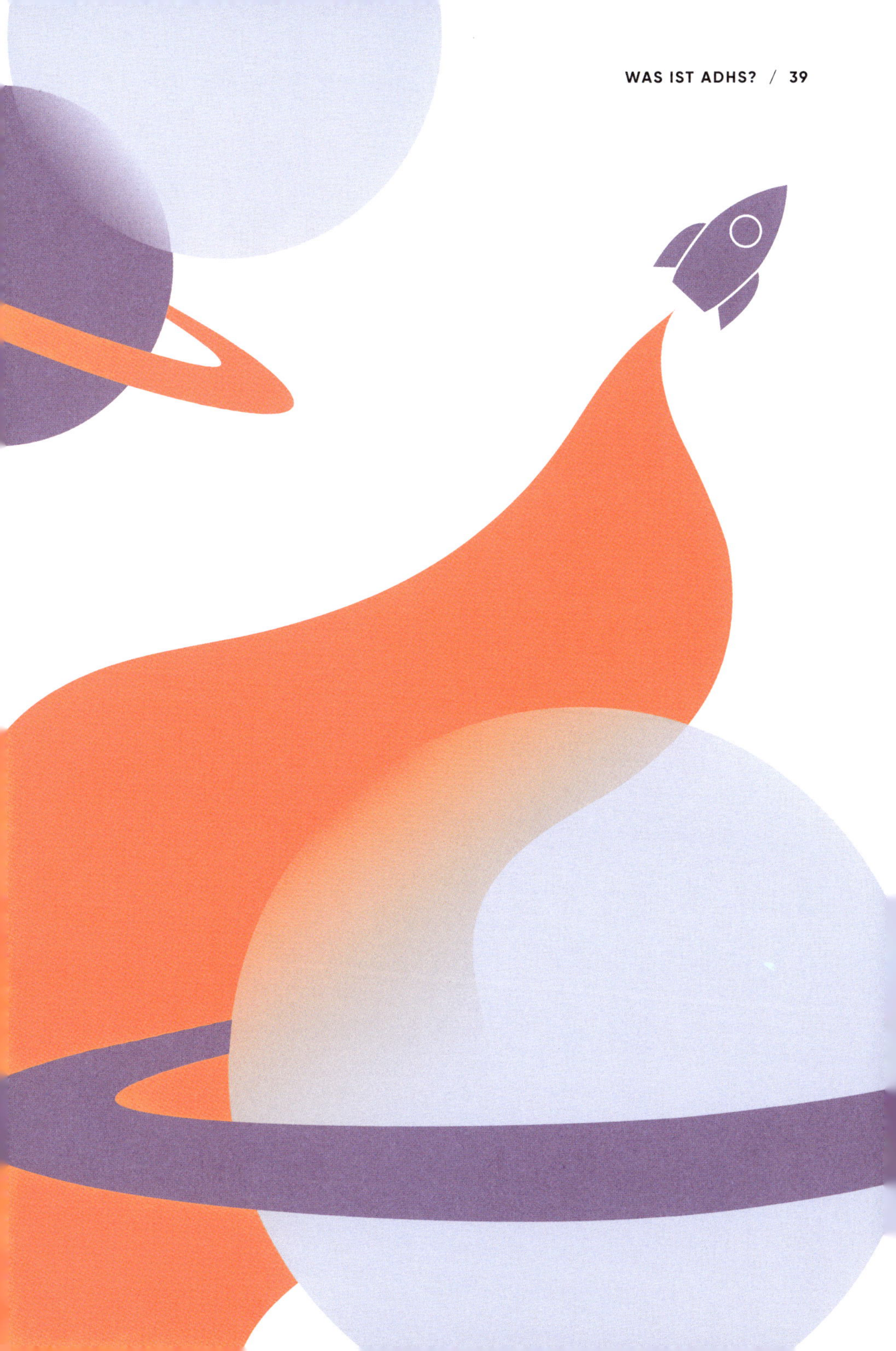

Kapitel 2

WER HAT ADHS?

Sobald Sie im Wesentlichen verstanden haben, was ADHS ist, werden Sie plötzlich überall darauf stoßen. Tatsächlich haben viel mehr Menschen, insbesondere Erwachsene, diese Störung, ohne es zu wissen.

Sobald Sie ADHS »verstanden« haben (und wenn Sie dieses Buch lesen, wird das schnell geschehen), werden Sie viele talentierte, interessante Menschen in einem ganz neuen Licht sehen – insbesondere hochdynamische Menschen, Menschen, die kreativ sind, aber ihre Talente nicht voll ausschöpfen, und Menschen jeden Alters, die irgendwie »steckengeblieben« sind.

Wahrscheinlich wird Ihnen ADHS viel öfter begegnen, als die epidemiologischen Studien belegen.

Wie verbreitet ist ADHS auf der Welt?

Da ADHS eine der am besten untersuchten Störungen in der gesamten Medizin ist, gibt es weltweit Dutzende Studien zur Prävalenz von ADHS. Die meisten gehen davon aus, dass die ADHS-Prävalenz weltweit bei 5,29 Prozent liegt – abgerundet fünf Prozent. Es gibt einige geringfügige Unterschiede zwischen Nordamerika, Afrika und dem Nahen Osten, aber keinen bedeutenden Unterschied zwischen Nordamerika und Europa. Dabei handelt es sich um methodische Unterschiede, einschließlich der Unterschiede bei den Diagnosekriterien, den Kriterien zur Beurteilung der Beeinträchtigung (eine Voraussetzung für die Diagnose) sowie den Quellen der gesammelten Informationen.

Fünf Prozent sind eine signifikante Zahl für eine Erkrankung. Als jemand, der sich schon seit Langem mit ADHS beschäftigt und sie behandelt, kann ich Ihnen jedoch sagen, dass der Anteil der Menschen mit deutlicher ADHS-Symptomatik, die von Hilfe profitieren würden, wesentlich höher ist. Ich schätze, er liegt eher bei 25 Prozent, was auch eine aktuelle Studie der Mayo-Klinik bestätigt.

Die Prävalenz einer Form von ADHS, die die DSM-Diagnosekriterien nicht erfüllt, aber dennoch behandlungswürdig ist, liegt weit über der im DSM definierten weltweiten Prävalenz von fünf Prozent.

Anders ausgedrückt ist klinisch bedeutsame ADHS weltweit viel stärker verbreitet – mit einem Anteil von mindestens 25 Prozent – als die ADHS, die die DSM-Kriterien erfüllt.

Studien zufolge liegt die Prävalenz von ADHS weltweit bei 5 %.

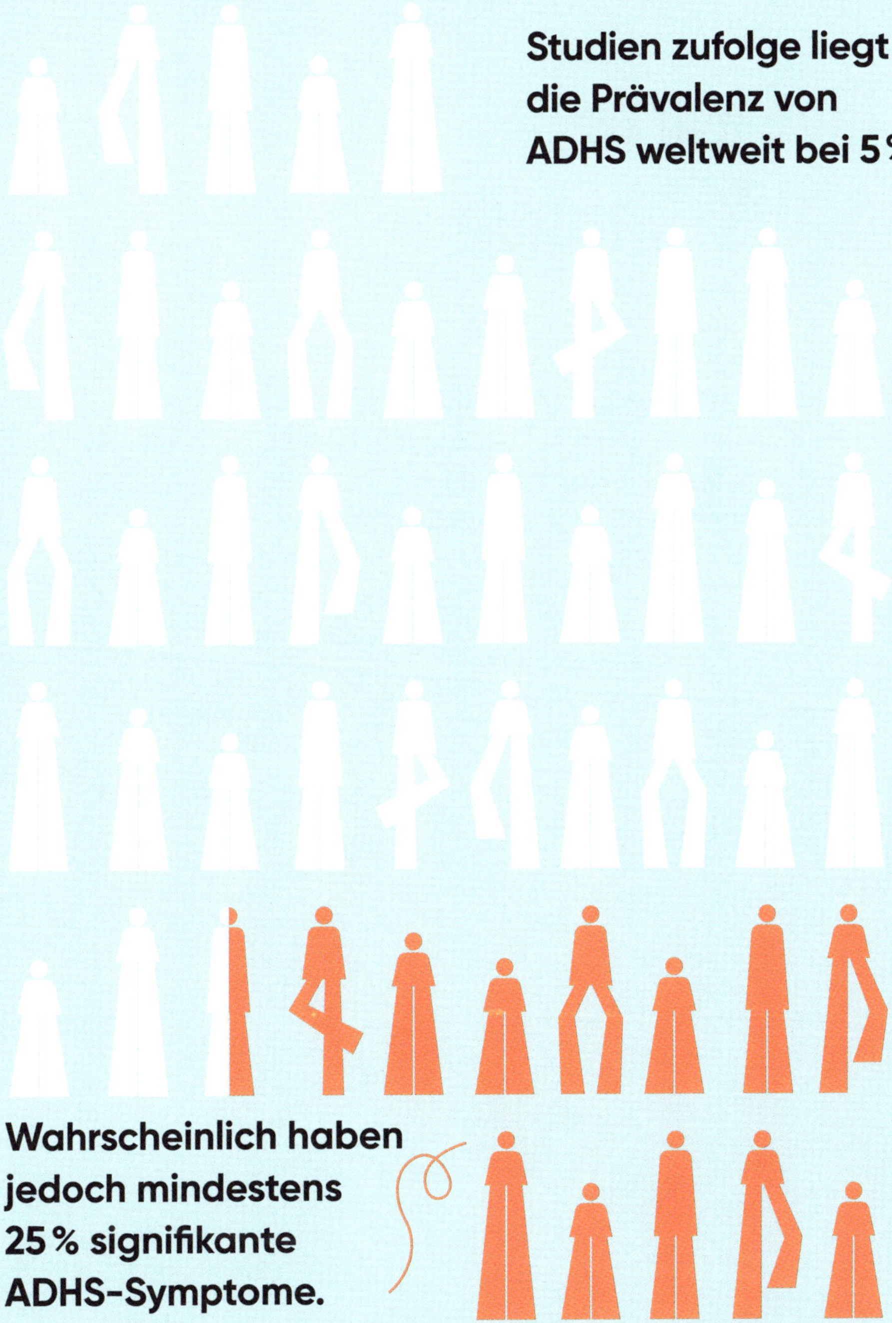

Wahrscheinlich haben jedoch mindestens 25 % signifikante ADHS-Symptome.

Eine kurze ADHS-Chronik

Die meisten Menschen halten ADHS für eine Modekrankheit, wenn nicht sogar für eine Erfindung. Dem ist nicht so. Zwar gibt es die Bezeichnung ADHS erst seit 1987, aber die Symptome sind so alt wie die Menschheit.

400 v. Chr.

Beschreibungen dessen, was wir heute ADHS nennen würden, finden sich in den Schriften des Vaters der Medizin, des griechischen Arztes Hippokrates. Er ging davon aus, dass der Zustand auf ein Ungleichgewicht zwischen Feuer und Wasser zurückzuführen sei, und empfahl zur Behandlung, viel Wasser zu trinken.

17. Jahrhundert

Der Philosoph John Locke, der zufällig auch Arzt war, berichtete in einem seiner Essays über Erziehung von Kindern, die »ihre Gedanken nicht davon abhalten konnten, abzuschweifen«.

1798

Im Jahr 1798 beschrieb ein anderer Arzt, Alexander Crichton, ein Leiden, das er »Aufmerksamkeitskrankheit« nannte. Es entsprach dem Zustand, den wir heute ADHS nennen.

19. Jahrhundert

Im Lauf des 19. Jahrhunderts griffen medizinische Lehrbücher dieses Thema auf und gaben der Erkrankung verschiedene schillernde Namen, darunter »Hypermetamorphose«, »einfache Übererregbarkeit« oder »nervöses Kind«.

1902

Im Jahr 1902 hielt der Kinderarzt George Still eine Reihe von Vorträgen, in denen er einen »abnormalen Mangel an moralischer Kontrolle« beschrieb. Es war ADHS. Bedauerlicherweise verstärkte Stills Verwendung des Wortes »moralisch« den Irrglauben, ADHS sei ein moralischer Defekt, das Produkt eines schwachen Charakters, das durch mehr Anstrengung oder Bestrafung behoben werden könne.

1937

Ein großer Wendepunkt kam 1937, als der Arzt Charles Bradley den Jungen auf seiner Station Amphetamin verabreichte. Innerhalb weniger Minuten hatten sich die Kinder beruhigt und begannen, Rechenaufgaben zu lösen – was sie zuvor nicht konnten, selbst wenn sie es wollten. Der damals gebräuchliche diagnostische Begriff dafür war »Hyperkinetisches Syndrom«.

1981

Als ich 1981 von dieser interessanten Erkrankung erfuhr, war sie bereits in Aufmerksamkeitsdefizitstörung (ADS) umbenannt worden.

1987

Erst 1987 wird die Erkrankung in ADHS umbenannt, und so heißt sie noch heute.

Wer wird diagnostiziert und wer nicht?

Im offiziellen Diagnosehandbuch DSM-3, das 1980 veröffentlicht wurde, heißt es zu dem, was damals als ADS bezeichnet wurde: »Die Störung kommt bei Jungen zehnmal häufiger vor als bei Mädchen.« Eine Studie aus dem Jahr 2019 ergab jedoch, dass die Diagnose von ADHS-bedingten Unaufmerksamkeitssymptomen bei Mädchen sogar häufiger vorkam als bei Jungen, während die Symptome Impulsivität und Hyperaktivität bei Jungen häufiger waren als bei Mädchen.

Heute beträgt das Verhältnis zwischen diagnostizierten Männern und Frauen etwa 2:1. Ich denke jedoch, es liegt eher bei 1:1. Der Grund ist, dass die klassischen Symptome wie Hyperaktivität und Impulsivität bei Mädchen und Frauen nur selten auftreten oder von ihnen unterdrückt werden, sodass bei ihnen die Diagnose ADHS überhaupt nicht gestellt wird.

Die mit Abstand größte nicht diagnostizierte Gruppe sind bis heute erwachsene Frauen. Der ADHS-Experte für Erwachsene, Len Adler, schätzt, dass 80 Prozent der Erwachsenen mit dieser Störung nicht wissen, dass sie ADHS haben und daher keine Behandlung erhalten. ADHS wird bei Erwachsenen, insbesondere bei Frauen, keineswegs überdiagnostiziert, sondern weit unterdiagnostiziert.

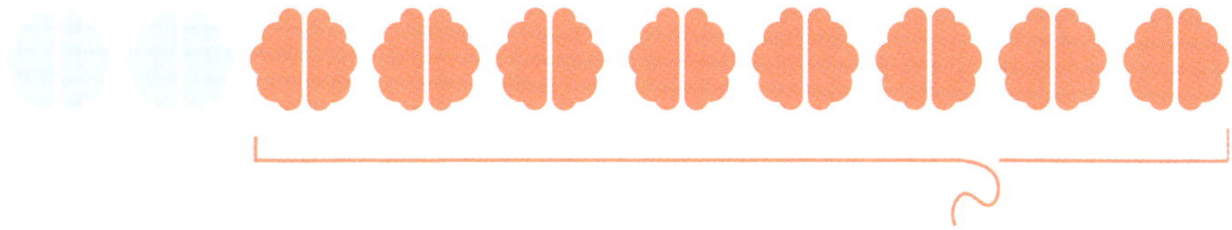

80 % der Erwachsenen mit dieser Störung wissen nicht, dass sie ADHS haben.

Frauen erhalten in neun von zehn Fällen die Diagnose Depression oder Angststörung oder beides und werden mit Antidepressiva behandelt, die sie überhaupt nicht benötigen.

Laut einer Studie aus dem Jahr 2019 holt die Diagnose bei Erwachsenen die Diagnose bei Kindern ein. Im untersuchten Zeitraum wurden viermal mehr Erwachsene diagnostiziert als Kinder. Dennoch erhalten die meisten Erwachsenen mit ADHS nie eine Diagnose und eine Behandlung.

Merke

Es ist wichtig, nicht nur eine ADHS-Diagnose zu erhalten, sondern eine vollständige Diagnose, denn selten tritt ADHS allein auf. In meinem Fall habe ich zusätzlich zu ADHS auch Legasthenie. Angstzustände, Depressionen und Verhaltensprobleme sind keine Seltenheit, ebenso wie Süchte und substanzbezogene Störungen, die ich in Kapitel 8: Sucht bespreche (siehe S. 122–141).

Was, wenn ich nur einige ADHS-Symptome habe?

Nach der DSM-5-Definition von ADHS am Ende von Kapitel 1 (siehe S. 35–37) sind für die Diagnose ADHS bei Kindern sechs der neun unter den Überschriften »Unaufmerksamkeit« und »Impulsivität und Hyperaktivität« aufgeführten Symptome erforderlich – oder beides. Bei Erwachsenen und Jugendlichen ab 17 Jahren sind es nur fünf von neun Symptomen.

Aber was ist, wenn Sie weniger Symptome haben? Streng genommen haben Sie dann kein ADHS. Das DSM hat mit dem Ziel einer allgemein gültigen Definition von ADHS für die Forschung einen Grenzwert festgelegt. Wissenschaft erfordert Präzision, da gibt es keinen Spielraum und kein Schummeln. Aber wir Ärzte, die keine Studien über ADHS durchführen, sondern sie behandeln, müssen nicht so streng sein und das DSM-5 nicht so wörtlich nehmen.

Beispielsweise lässt sich manchmal schwer entscheiden, ob als primäre Diagnose eine Depression, eine Angststörung, eine bipolare Störung oder ADHS infrage kommt. Die Grenzen dieser Diagnosen verschwimmen oft. Manchmal diagnostizieren wir alle vier. Ebenso schwierig kann es sein, eine posttraumatische Belastungsstörung (PTBS) von ADHS, einer primären Substanzstörung oder Dysthymie (eine anhaltende depressive Verstimmung) zu unterscheiden. Auch hier kann es sein, dass wir am Ende alle vier diagnostizieren. Aber die vielleicht schwierigste Unterscheidung überhaupt – die sogenannte Differenzialdiagnose, also das Abwägen der Möglichkeiten, bevor man sich für eine oder mehrere entscheidet – besteht darin, Störungen, die aus schwierigen Lebensereignissen heraus entstanden sind, von einer tatsächlichen, genetisch übertragenen ADHS zu unterscheiden.

Wenn Sie also nur fünf statt sechs Symptome haben, heißt das, dass ich Sie nicht behandeln würde?

Nein, ganz und gar nicht. Ich behandle Menschen, keine Lehrbücher. Obwohl ich bei Ihnen nicht offiziell die Diagnose ADHS stellen und diese Diagnose in Ihre Akte eintragen würde, würde ich mit Ihnen zusammenarbeiten, um alles zu beheben, was Sie stört, und die Diskussion über die Diagnose den Theoretikern überlassen.

Meine Mission und mein Ziel ist das gleiche wie Ihres: dass Sie das bestmögliche Leben führen. Wenn Sie also denken, dass nur einige der ADHS-Symptome auf Sie zutreffen, kann dieses Buch meiner Meinung nach dennoch hilfreich für Sie sein.

VERWIRRUNG

Verschwommene Grenzen

Die Grenzen einer Diagnose können verschwimmen, insbesondere wenn es um psychische Leiden geht. Oft lässt sich nicht genau sagen, wo das Land der ADHS aufhört und das Land der Angst beginnt, denn die Grenzen beider Länder überschneiden sich.

Anstelle einer Landkarte mit klar definierten Grenzen bieten sich Farben zur Beschreibung der psychischen Gesundheit an. Denn Farben können sich überlappen und ineinanderfließen. Und was passiert, wenn man anfängt, Farben – oder Emotionen – zu mischen? Manchmal entsteht Kunst, manchmal Chaos. Der Punkt ist, dass uns ein Farbmodell eine viel individuellere Möglichkeit bieten würde, die menschliche Natur zu beschreiben und ihre Störungen zu diagnostizieren.

Wir könnten zum Beispiel sagen: »Stefan leidet an einer schweren Depression, die durch häufige Wutausbrüche gekennzeichnet ist und durch seine große Angst vor dem Tod noch verstärkt wird.« Und dann könnten wir weitere Schattierungen für Scham oder Schuld hinzufügen. Wir könnten zum Beispiel sagen: »Stefans letzte Depressionsepisode wurde ausgelöst, als er das Hotelzimmer betrat. Die Ungewohntheit im Zimmer, von der Bettwäsche über das grelle Deckenlicht bis hin zu den dünnen Vorhängen, erfüllte ihn mit dem Gefühl, nicht dazuzugehören, was ihm sofort Hoffnung und Energie raubte.«

All dies zeichnet ein subtiles Bild von Stefans Geisteszustand. Sie sehen, wie leicht weitere Farben hinzugefügt werden könnten, beispielsweise Neid, Eifersucht, Mitleid, Sehnsucht und Bedauern. Aber für unsere Zwecke hier bei der Beschreibung von ADHS möchte ich Sie lediglich aus der reduktionistischen Welt des DSM entführen und Sie in die abwechslungsreiche Welt der tatsächlichen ADHS einführen.

TRAUER

LIEBE

NEID

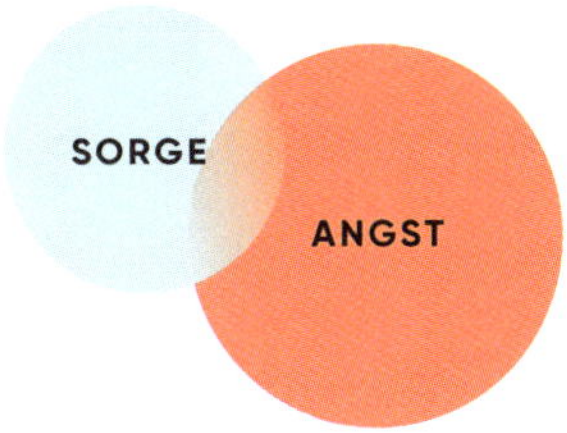

Welche Farben hat Ihre ADHS?

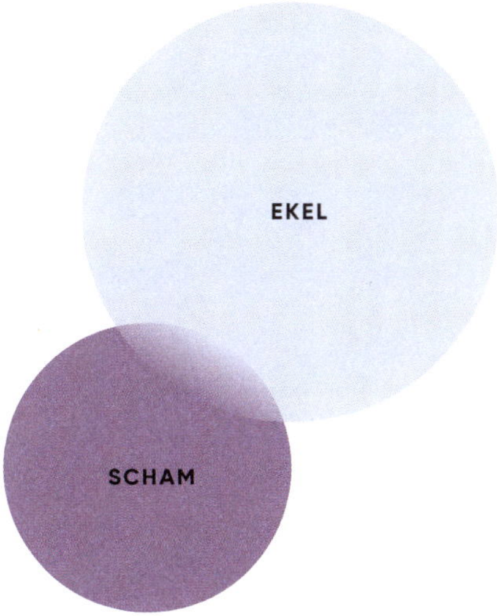

So wie keine zwei Menschen gleich sind, sind auch keine zwei Fälle von ADHS gleich. Dennoch gibt es Gemeinsamkeiten, die stets paarweise auftreten, nämlich eine positive und eine negative. Mehr über diese gekoppelten Gemeinsamkeiten erfahren Sie im nächsten Kapitel.

Fangen Sie an, die verschiedenen Elemente oder Eigenschaften, die Sie zu dem machen, was Sie sind, in den Schattierungen und Farben auszumalen, die zu Ihnen passen.

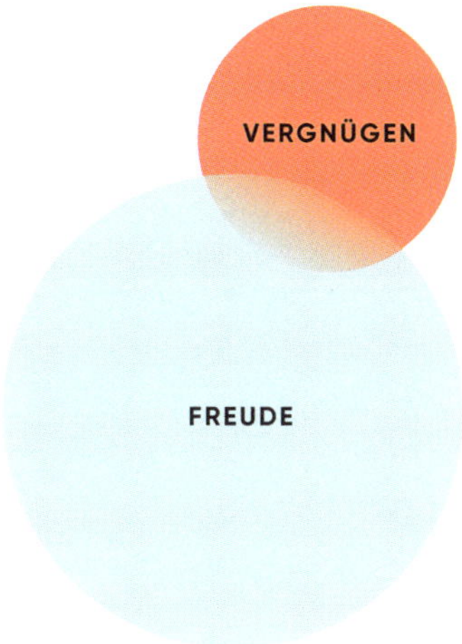

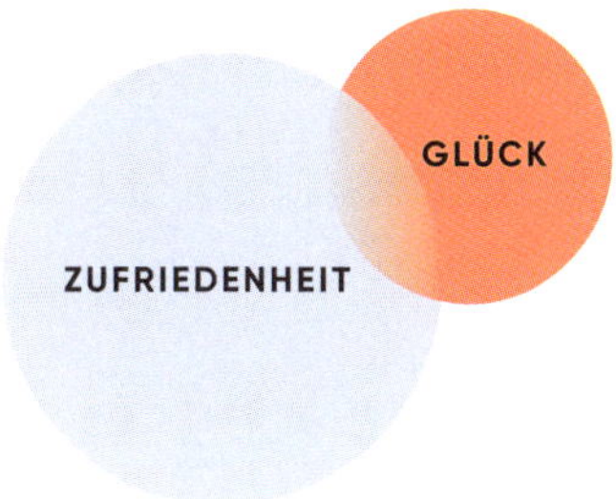

Kapitel 3

DER ADHS-APFELBAUM

In diesem Kapitel werde ich Ihnen einen Aspekt von ADHS vorstellen, den nicht viele Menschen kennen. Um uns den Einstieg zu erleichtern, möchte ich, dass Sie sich einen Apfelbaum vorstellen. Denken Sie an einen gut verzweigten, großen Baum voll saftiger roter Äpfel, die nur darauf warten, gepflückt zu werden. Diese Äpfel werden mir helfen, eine wichtige Wahrheit über ADHS zu veranschaulichen. Ich selbst erfuhr davon auf ganz altmodische Weise, indem ich den Menschen zuhörte, die mir von sich selbst erzählt haben.

Die wichtige Wahrheit ist: ADHS besteht aus gegensätzlichen Merkmalspaaren. Jede positive Eigenschaft ist mit einer negativen gekoppelt. Deshalb ist ADHS weder ein Segen noch ein Fluch; es ist immer ein bisschen von beidem.

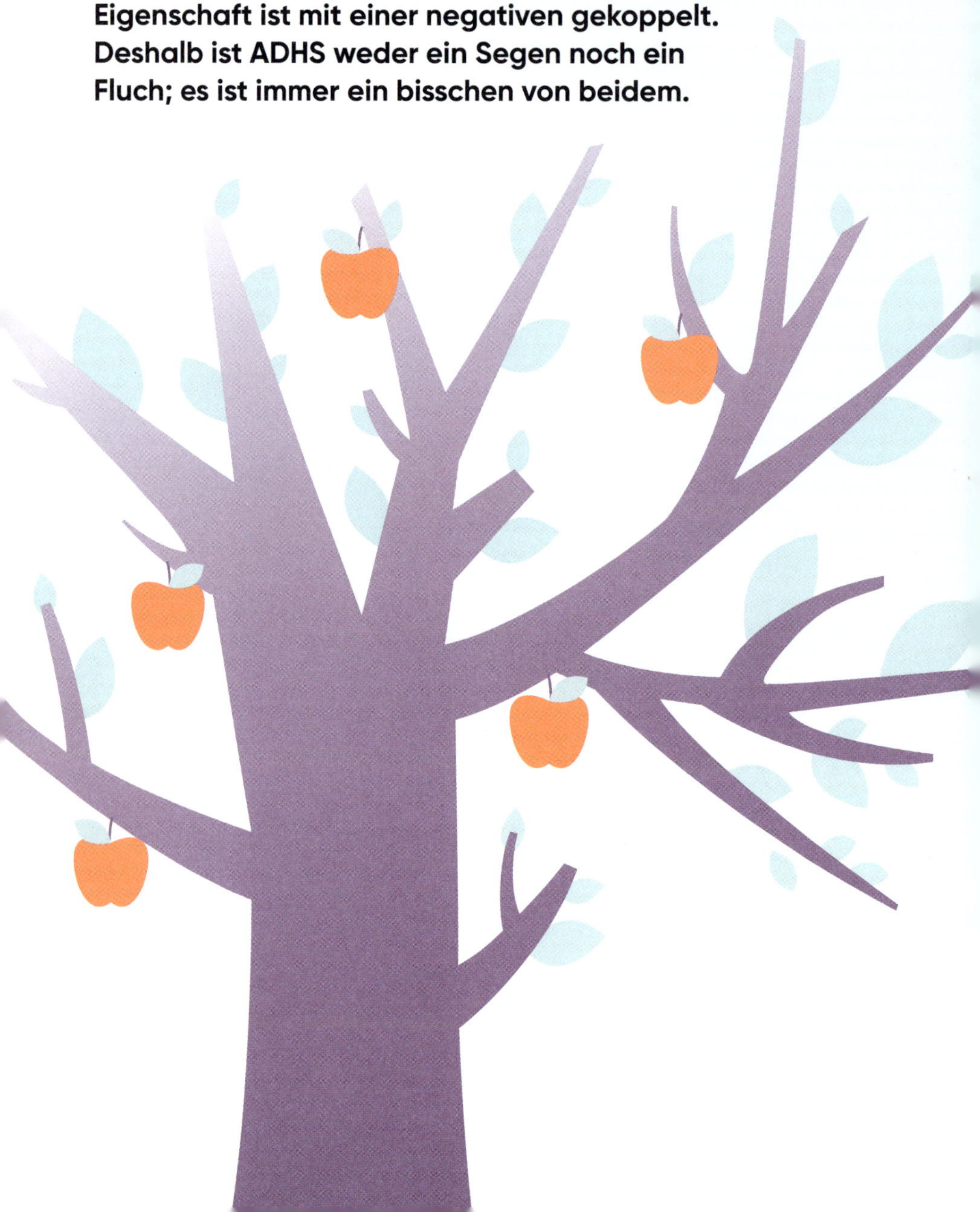

Die positiven und negativen Eigenschaften von ADHS

Schauen Sie sich den Apfelbaum, den Sie sich vorgestellt haben, noch einmal an. Wenn Sie genau hinsehen, werden Sie feststellen, dass jeder saftige rote Apfel mit einer positiven Eigenschaft versehen ist, die oft mit ADHS einhergeht, etwa Neugier oder Kreativität. Wenn Sie jedoch noch genauer hinschauen, werden Sie auf jedem Apfel auch eine Warnung vor einem Wurm finden, der seinen Weg in die Frucht gefunden hat.

Diese Würmer in den Äpfeln repräsentieren die negativen Tendenzen, die untrennbar mit den positiven einhergehen. Meine Aufgabe ist es, Ihnen zu zeigen, wie Sie jeden Apfel essen können, ohne dabei in den Wurm zu beißen.

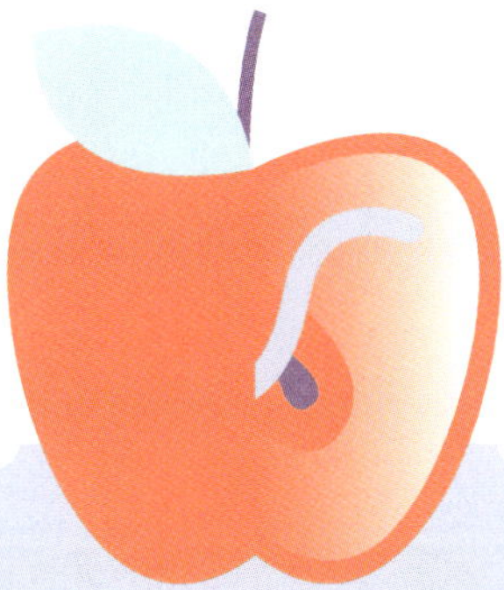

Merke

Um zu verstehen, worum es bei ADHS geht, müssen Sie wissen, dass jedes nachteilige Merkmal einen Vorteil hat, der genauso stark, wenn nicht sogar noch stärker ist. Der Vorteil der Ablenkbarkeit ist beispielsweise die Neugier. Und was ist Kreativität anderes als positive Impulsivität?

Werfen wir zunächst einen Blick auf jedes Eigenschaftspaar – den köstlichen Apfel und seinen Wurm. Die folgende Liste soll Ihnen eine allgemeine Vorstellung über die Tendenzen einer Person mit ADHS geben. Vielleicht erinnert Sie diese Person an Sie selbst oder an jemanden, den Sie kennen.

Positive Tendenz	Negative Tendenz
Neugierig	Ablenkbar
Kreativ	Impulsiv
Energetisch	Hyperaktiv
Unkonventionell	Missachtet Regeln
Hartnäckig	Stur
Originell	Albern
Großartiges (aber selektives) Gedächtnis	Vergisst die Dinge, die nicht von Interesse sind
Loyal	Kann der falschen Person oder Sache gegenüber loyal sein
Voller Ideen	Kann Ideen schwer strukturieren
Bei Interesse hyperfokussiert	Abschweifende Gedanken bei Desinteresse
Blüht in Umgebungen mit hohem Stress und hoher Stimulation auf	Driftet ohne hohe Stimulation ab
Profitiert von Struktur	Widersetzt sich Struktur

Positive Tendenz	Negative Tendenz
Nimmt selbst das kleinste Detail wahr – aber nur, wenn es die Aufmerksamkeit erregt	Ignoriert Dinge, die nicht die Aufmerksamkeit erregen
Schwungvoll, spritzig, humorvoll	Neigt zu düsterer Stimmung und Grübelei
Missionsgetrieben, ein Träumer oder Visionär	Langweilt sich, wenn kein Sinn erkannt wird
Hat eine starke Intuition oder einen sechsten Sinn; fühlt oft eine höhere Präsenz	Vertraut zu sehr auf die Intuition oder lässt sich mitreißen; ist anfällig für Sekten
Will die Welt verändern	Übereifrig
Liebt neue Erfahrungen	Geht leichtsinnige Risiken ein
Ist ein geborener Anführer oder Unternehmer	Kann sich schwer unterordnen; hat Schwierigkeiten, in einer Organisation zu arbeiten
Spürt den Schmerz anderer Menschen; setzt sich für Außenseiter ein	Hat keine Ahnung, was andere Menschen fühlen; kann unnahbar und abweisend wirken
Sehnt sich nach Freiheit	Akzeptiert keine Autorität
Muss Dinge bauen, erschaffen, wachsen lassen	Wird ohne die Möglichkeit zur Kreativität trübsinnig

Mit den Nachteilen leben

Meiner Erfahrung nach waren Frauen mit ADHS in der Schule oft stille, in Gedanken versunkene Träumerinnen. Im Studium erbrachten sie vielleicht gute Leistungen, weil sie besonders hart dafür arbeiteten, oder aber sie schnitten eher schlecht ab. Im Gegensatz dazu hatten Männer mit ADHS wahrscheinlich Schwierigkeiten in der Schule und fühlten sich missverstanden (was auch der Fall war). Ihr Hochschulstudium brachen sie oft ab, weil sie von frustrierenden Bildungseinrichtungen genug hatten. Natürlich gibt es Menschen mit ADHS, die ihr Studium abschließen und sogar noch ihren Doktor machen, doch viele andere geben ihre Träume einfach stillschweigend auf.

Bei allen Geschlechtern zeigt sich das Muster, dass sie von niemandem verstanden werden – sich meistens nicht einmal selbst verstehen. Die Frustration und Leistungsschwäche, die Menschen mit ADHS erleben, beeinträchtigen das Selbstwertgefühl erheblich. Das führt oft zu Depressionen, Angstzuständen, Selbstmedikation mit Alkohol und Drogen oder nichtstofflichen Süchten wie Glücksspiel, Sex und Kaufsucht.

Viele, wenn nicht die meisten Menschen mit ADHS finden Wege, ihre Probleme zu kompensieren oder zu verbergen. Doch leider erfordert dies im Lauf des Lebens immer mehr Aufmerksamkeit, Zeit und Geld. Für diejenigen, die in einer Beziehung leben, kann das in einen täglichen Kampf ausarten, bei dem sich ihr Partner fragt, wo denn die guten Zeiten geblieben sind und was genau schiefgelaufen ist.

Das gleiche Muster kann bei der Arbeit auftreten. Die Person mit ADHS wird für ihr Talent und Potenzial in höchsten Tönen gelobt, während gleichzeitig der Verlust des Arbeitsplatzes aufgrund mangelnder Leistung immer näher rückt.

Die meisten Erwachsenen, die zu mir kommen, hatten bereits mehrere Jobs oder Berufe. Viele haben sich inzwischen aufgegeben und versuchen nur noch, nicht gänzlich in Grübeleien und Selbstzweifeln zu ertrinken.

**Ohne professionelle Hilfe oder zumindest ein verständnisvolles Umfeld kann ADHS eine Abwärtsspirale sein.
Da wir Menschen mit ADHS aber sehr stolz sind, leiden wir oft lieber alleine vor uns hin, statt um Hilfe zu bitten.**

Die positiven Seiten

Unter all diesen Problemen verbergen sich jedoch die Talente (die positiven Eigenschaften). Sie sind fast immer vorhanden, obwohl sie mit zunehmendem Alter schwinden können. Deshalb müssen wir Menschen mit ADHS unsere Begabungen rechtzeitig erkennen und fördern.

Wenn wir uns mit unserer ADHS nur gerade so über Wasser halten, riskieren wir, den Kontakt zu den Talenten zu verlieren, die uns zu einem erfüllten und erfolgreichen Leben führen könnten, sowohl in der Arbeit als auch in der Liebe. Dazu gehört eine immense Vorstellungskraft voller Ideen, Pläne, Hoffnungen und Visionen. Menschen mit ADHS sind meistens fleißig, kreativ, originell und wollen immer ihr Bestes geben. Wir sind oft eigenwillig bis hin zur Sturheit, aber gleichzeitig bereit, anderen zu helfen oder uns für eine Sache einzusetzen, bis wir vor Erschöpfung umfallen. Wir werden oft von einer Mission getrieben.

Das Finden unserer persönlichen Mission markiert oft den Wendepunkt, ab dem unser Leben einen guten Verlauf nimmt.

Unsere Vorliebe für hohe Stimulation kann uns gute Dienste leisten, beispielsweise im Gerichts- oder Operationssaal. Wir lieben das Gefühl, wenn wir jemanden in Gefahr oder Not retten können. Das ist der Grund, warum es so viele Menschen mit ADHS in Heilberufen gibt oder in Berufen mit hoher Stimulation, etwa bei der Feuerwehr. Allerdings kann unser ADHS auch dazu führen, dass wir blind handeln oder uns in die falsche Person verlieben.

Wir fühlen uns zu Aktivitäten, Personen, Berufen, Situationen oder Fortbewegungsmitteln hingezogen, die hohe Stimulation und Struktur miteinander verbinden. Wenn ich von hoher Stimulation spreche, meine ich Gefahr, Aufregung, Risiko (denken Sie zum Beispiel an Extremsportarten, schnelle Autos oder Finanzspekulationen) oder ein sofortiges Ergebnis (wie Rubbellose, Speed-Dating oder ein Test mit anschließender Auswertung).

Hohe Stimulation und Struktur

Wie sieht diese Kombination aus hoher Stimulation und Struktur in der realen Welt aus? Stellen Sie sich vor, Sie fahren Bob. Ein aufregender Sport, der Geschwindigkeit und Geschicklichkeit mit der Unvorhersehbarkeit der vor Ihnen liegenden Strecke verbindet.

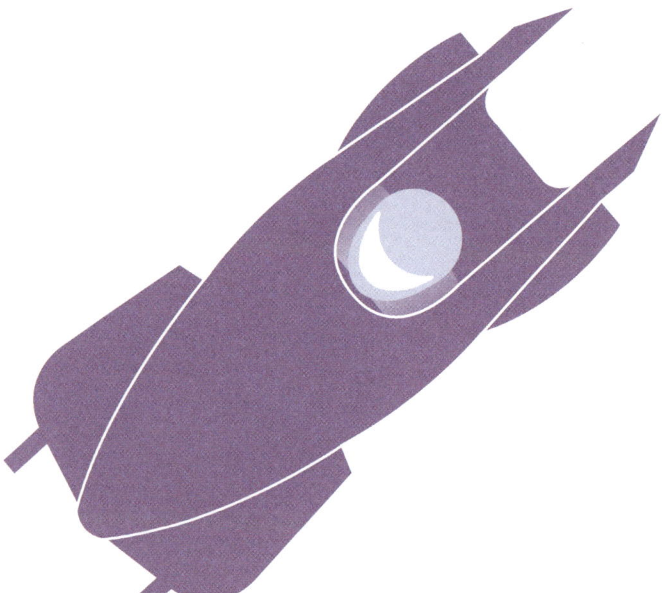

Die Geschwindigkeit und die Gefahr des Bobfahrens sorgen für jede Menge Stimulation. Die Wände der Bobbahn, das Design des Schlittens und die Regeln des Sports liefern die Struktur.

Menschen mit ADHS gedeihen in Situationen, in denen diese beiden Elemente kombiniert sind, aber es geht ihnen nicht gut, wenn eines oder beide dieser Elemente fehlen und nicht hinzugefügt werden können. Bringen Sie jemanden mit ADHS in eine unerwartete Krise – sagen wir, ein Haus brennt – und er wird schnell die Struktur schaffen, die er braucht, um das Gebäude zu evakuieren und alles zu retten, was gerettet werden kann, während er gleichzeitig der Feuerwehr bei ihrer Arbeit hilft.

Setzen Sie jedoch dieselbe Person an einen Strand in der Karibik, und während alle anderen das süße Nichtstun genießen, wird unser armer ADHS-Mensch von Langeweile geplagt und fühlt sich aufgrund der fehlenden Struktur verloren. Es ist nur eine Frage der Zeit, bis er den Weg zu einem Casino findet, in dem er die Struktur und Stimulation findet, die er sich wünscht.

Merke

Bekämpfen Sie Struktur nicht, als wäre sie ein kontrollsüchtiger Chef oder ein kritisches Elternteil. Struktur zeigt Ihnen einen Weg, den Tag zu überstehen, erspart Ihnen Dutzende trivialer Entscheidungen und gibt Ihnen mehr Zeit für interessante Dinge.

Was bedeutet das alles für mich?

Was ich durch all diese Analogien und Beispiele vermitteln möchte, ist die erstaunliche Mischung aus positiven und negativen Aspekten, die sich bei ADHS vereinen. Manche Menschen stellen ADHS als nur schlecht und pathologisch dar, während andere konsequent die negativen Aspekte übersehen und sich einzig auf die Vorteile konzentrieren, die ADHS mit sich bringt.

Beide Ansätze gehen an der Wahrheit vorbei: ADHS ist eine Verschmelzung von Vor- und Nachteilen, die in unseren Klassifikationen menschlicher Erfahrungen nirgendwo anders zu finden sind, ob sie nun als Störungen bezeichnet werden oder als Gaben. ADHS ist weder eine Störung noch eine Gabe. Sie ist beides.

Egal, ob Sie ADHS am Ende lieben oder hassen – vermutlich wird es ein wenig von beidem sein –, das Wichtigste ist, dass Sie sehen, wie sich ADHS im wirklichen Leben auswirkt.

Das werde ich Ihnen im weiteren Verlauf des Buches zeigen, beginnend mit einigen praktischen Ratschlägen im nächsten Kapitel, wie Sie mit ADHS Ihr bestes Leben führen können.

Kapitel 4

DER 10-SCHRITTE-PLAN

Ich möchte, dass alle das Geheimnis kennen, wie man mit ADHS sein bestes Leben führt. Also, was ist die Zauberformel, höre ich Sie fragen. Hier ist mein 10-Schritte-Plan:

1. Erfahren Sie mehr über ADHS
2. Finden Sie eine ärztliche Fachkraft für ADHS
3. Suchen Sie sich professionelle Beratung
4. Schaffen Sie Struktur
5. Erstellen Sie eine Lebensstil-Checkliste
6. Finden Sie jemanden zum Reden
7. Pflegen Sie Ihr Sozialleben
8. Finden Sie den richtigen Beruf und Partner
9. Finden Sie ein kreatives Ventil
10. Erwägen Sie einen Medikationsversuch

1. Erfahren Sie mehr über ADHS

Information ist der absolut wichtigste Schritt. Viele Menschen kommen zu mir und wollen einfach nur Medikamente verschrieben bekommen, in der Hoffnung, dass eine Pille die ganze Arbeit erledigen wird. Aber wie man so schön sagt: »Pillen vermitteln keine Fähigkeiten«. Wissen ist Macht, und diese Macht wird Ihnen ein neues Leben eröffnen.

Sie müssen ein Gefühl dafür bekommen, wie ADHS im wirklichen Leben aussieht, bevor Sie sich genauer mit den spezifischen Symptomen, Merkmalen und Tendenzen befassen. Nach meiner Erfahrung funktionieren die folgenden Metaphern gut, um das subjektive Erleben von ADHS zu vermitteln:

~ Das Leben mit unbehandelter ADHS ist wie das Fahren eines Sportwagens mit schlechten Scheibenwischern in einem heftigen Regenschauer.

~ Jemandem mit ADHS zu sagen, er solle sich mehr anstrengen, ist so, als würde man einer kurzsichtigen Person, sagen, sie solle die Augen stärker zusammenkneifen.

~ ADHS zu haben ist ein bisschen so, als würde man versuchen, ein Wildpferd zu reiten. Am Anfang ist es nur schwer zu kontrollieren. Mit der Zeit werden Sie jedoch lernen, seine Stärke und Kraft zu nutzen.

Notiz

Seien Sie vorsichtig bei dem, was Sie bei Dr. Google lesen. Viele selbsternannte ADHS-Experten, sowohl online als auch im wirklichen Leben, verbreiten falsche Informationen. Die meisten Menschen haben von ADHS genauso viel Ahnung wie von Strömungsmechanik.

2. Finden Sie eine ärztliche Fachkraft für ADHS

ADHS ist eine verführerische Diagnose, weil sie dem modernen Leben so sehr ähnelt. Hinweise auf ADHS kann man bei fast jeder Person finden. Das bedeutet aber nicht, dass sie tatsächlich ADHS hat. Die Diagnose muss von einer qualifizierten ärztlichen Fachkraft gestellt werden, um zu vermeiden, dass bei der gesamten Stadt ADHS diagnostiziert wird.

Um festzustellen, ob ein Arzt oder eine Ärztin qualifiziert ist, fragen Sie am besten nach, wie viele Menschen mit ADHS er oder sie durchschnittlich pro Jahr behandelt. Und wie viele davon Kinder und Erwachsene sind.

Von allen medizinischen Fachgebieten erhalten ärztliche Fachkräfte für Kinderpsychiatrie die meiste Ausbildung zum Thema ADHS. Da sie sich zuerst in der Erwachsenenpsychiatrie qualifizieren müssen, sind sie für die Diagnose von ADHS bei einer Person jeden Alters am besten geeignet. Dennoch sollten Sie nachfragen, wie viele erwachsene Personen durchschnittlich pro Jahr behandelt werden.

Leider sind ärztliche Fachkräfte für Kinderpsychiatrie terminlich sehr ausgelastet. Abhängig von der Erfahrung der Person könnten jedoch auch viele andere Disziplinen infrage kommen.

Ich würde Ihnen raten, in Ihrer Hausarztpraxis nach Empfehlungen zu fragen. Einige Ärzte und Ärztinnen für Neurologie verfügen über Fachwissen zu ADHS, ebenso wie einige ärztliche Fachkräfte für Innere Medizin. Die meisten Fachkräfte für Psychologie können ADHS zwar diagnostizieren und behandeln, aber sie können keine Medikamente verschreiben. Allerdings sprechen sie oft Empfehlungen für eine ärztliche Fachkraft aus, die dies kann.

Was ich damit sagen möchte, ist, dass Sie mit etwas Recherchearbeit in der Regel ganz sicher eine geeignete ärztliche Fachkraft finden werden.

3. Suchen Sie sich professionelle Beratung

Mittlerweile gibt es einen ganzen Bereich, der sich dem Coaching von Menschen mit ADHS widmet. Ein ADHS-Coach ist wie die Assistenz der Geschäftsleitung. Anders ausgedrückt: Ein ADHS-Coach macht das, was Ihre Mutter getan hat, als Sie ein Kind waren, aber ohne den Nörgel-Faktor. Ihr Coach fungiert als Ihre exekutive Funktionseinheit – er oder sie überwacht für Sie die komplexen Funktionen des Alltags.

ADHS-Coaches können Sie ganz einfach online finden. Erkundigen Sie sich aber vorher genau über deren Erfahrung, und stellen Sie sicher, dass Sie in Bezug auf Persönlichkeit, Temperament und Stil gut zusammenpassen. Im Idealfall werden Sie sich stark auf diese Person verlassen, daher sollten Sie darauf achten, dass die Chemie zwischen Ihnen stimmt.

Wenn Sie nicht in der Lage sind, einen professionellen Coach zu engagieren, könnte jemand aus dem Freundeskreis oder ein Familienmitglied die Aufgabe genauso gut übernehmen, solange dabei die Machtdynamik nicht im Weg steht. Wenn Sie sich für diese Option entscheiden, empfehle ich Ihnen, bei Ihren Treffen folgendermaßen vorzugehen:

- Ihr Coach beginnt mit »Hallo«. Dies ist ein Aufruf zur Aufmerksamkeit.
- Anschließend fragt Ihr Coach nach Ihren drei Hauptziele für heute. Konzentrieren Sie sich nur auf drei.
- Als nächstes fragt Ihr Coach nach Ihren Plänen, um diese drei Ziele zu erreichen. Seien Sie konkret.
- Ihr Coach beendet die Sitzung mit einer Ermutigung. Menschen mit ADHS bewältigen ihr Leben mit reichlich Ermutigung viel besser.

4. Schaffen Sie Struktur

Jeder braucht Struktur, ganz besonders Menschen mit ADHS. Leider sind sie nicht sehr gut darin, sich selbst Strukturen zu schaffen. Dazu ist es nötig, Routinen, Rituale, Fristen, Ziele, sowie Zeitpläne über Arbeits- und Erholungszeiten usw. zu erstellen.

Hier ist eine einfache Möglichkeit, Ihr Leben zu strukturieren. Sie brauchen dafür nur einen Stift und einen Notizblock:

- Legen Sie zunächst eine Aufstehzeit und eine Schlafenszeit fest. Wenn Sie sich daran halten, trainieren Sie Ihr Gehirn, ausreichend Schlaf zu bekommen. (Ratschläge zur Verbesserung Ihres Schlafes finden Sie in Kapitel 12: Gesundheit und Wohlbefinden, S. 184–203.)
- Dann listen Sie tägliche, wöchentliche, monatliche, jährliche und lebenslange Prioritäten oder Verpflichtungen auf. Nehmen Sie sich hierfür Zeit. Sie müssen nicht alles auf einmal aufschreiben.
- Als nächstes fügen Sie jede Priorität oder Verpflichtung Stunde für Stunde in einen Tages- und Wochenplan ein.
- Listen Sie Ihre Prioritäten der Selbstfürsorge auf und erstellen Sie dafür einen Plan. Zum Beispiel, wann und was Sie essen oder wann und wie lange Sie Sport treiben wollen. So unromantisch das klingen mag – vielleicht möchten Sie auch Zeiten für Sex einplanen. Viele Menschen mit ADHS vernachlässigen Sex, weil sie zu beschäftigt sind.
- Planen Sie in jedem Fall Zeit für die Dinge ein, die Ihnen wichtig sind, und nicht nur für die Verpflichtungen, die Sie erledigen müssen.

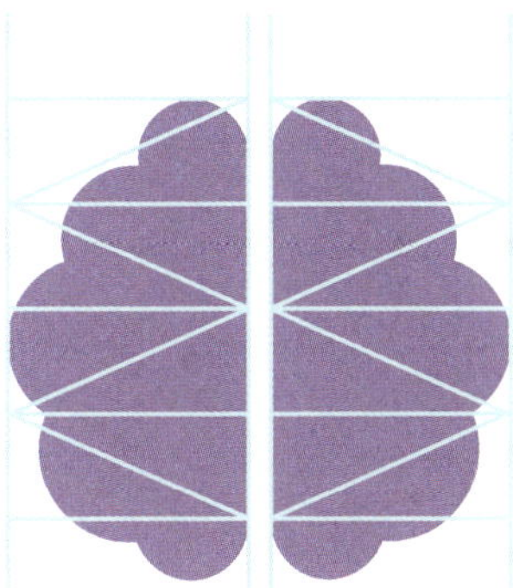

5. Erstellen Sie eine Lebensstil-Checkliste

Sie wissen sicher, welche Dinge auf einer Lebensstil-Checkliste stehen sollten: Schlaf, körperliche Bewegung, Ernährung und Übungen zur Steigerung des geistigen Wohlbefindens, wie Meditation oder Achtsamkeit. Wenn Sie Ihr Leben verändern möchten, müssen Sie jedoch mehr tun, als nur die Elemente eines gesunden Lebensstils zu »kennen«. In Kapitel 12: Gesundheit und Wohlbefinden finden Sie viele Ratschläge für einen gesünderen Lebensstil (siehe S. 184–203).

Vielleicht fällt es Ihnen leichter, mit nur einer Änderung zu beginnen, die Sie vornehmen möchten. Welchen Aspekt Ihres aktuellen Lebensstils würden Sie gern ändern? Möchten Sie abnehmen? Mehr Sport treiben? Den Alkoholkonsum reduzieren? Wählen Sie eine Sache aus. Nur eine.

Da Sie selbst am besten in der Lage sind, in Ihrem Leben Veränderungen herbeizuführen, überlegen Sie sich einen Plan, der für Sie funktioniert. (Ein Plan, den Sie selbst erstellen, hat viel bessere Erfolgschancen.)

Legen Sie eine Frist für Ihren Plan fest. Fristen funktionieren, vertrauen Sie mir. Wenn Sie die Frist nicht einhalten, verlängern Sie sie. Machen Sie sich keine Vorwürfe, aber geben Sie auf keinen Fall auf. Denken Sie daran, Veränderungen brauchen Zeit und können weh tun, aber Sie werden sich viel besser fühlen, wenn Sie die Veränderung vorgenommen haben. Machen Sie heute zu dem Tag, an dem Sie Ihr Leben für immer verändern.

6. Finden Sie jemanden zum Reden

Jeder profitiert davon, jemanden zum Reden zu haben – eine Person, die zuhört und einem das Gefühl gibt, verstanden zu werden. Dieses Gefühl ist für die meisten Erwachsenen mit ADHS leider Mangelware.

Es muss keine Therapeutin oder ausgebildeter Coach sein. Tatsächlich findet man die besten Personen zum Reden eher im Freundeskreis, in der Verwandtschaft oder in der Kollegschaft. Es kann aber auch ein Tier sein. Das ist kein Scherz. Tiere sind ganz hervorragende Therapeuten.

Ich selbst bin jeden zweiten Dienstag mit meinem besten Freund zum Squash spielen verabredet. Wir treffen uns im Fitnessstudio, spielen Squash und gehen dann in eine Bar, um ein paar Bier zu trinken. Wir reden über alles, was uns gerade beschäftigt. Diese drei Stunden alle zwei Wochen sind für mich von unschätzbarem Wert.

Versuchen Sie, eine solche Beziehung in Ihrem eigenen Leben aufzubauen.

7. Pflegen Sie Ihr Sozialleben

Zwischenmenschliche Beziehungen sind das mächtigste Werkzeug, das wir im Leben haben, um so ziemlich alles zu fördern, was gut ist – von Gesundheit über Wachstum jeder Art, Wohlbefinden, Erfolg, Erfüllung, Freude, Langlebigkeit, Glück und wer weiß, vielleicht bis hin zum Lottogewinn. Gut vernetzte Menschen scheinen tatsächlich mehr Glück im Leben zu haben als andere.

Soziale Isolation – das Gefühl, missverstanden, übersehen, ausgeschlossen zu sein, keinen Platz zu finden, wo man hingehört – ist dagegen die Ursache für vieles, was im Leben nicht gut ist, wie Depressionen, Ängste, Süchte aller Art, bis hin zum Selbstmord.

Die Verbindung zu anderen Menschen ist der Eckpfeiler eines jeden fundierten Plans, wie Sie Ihr bestes Leben führen können, unabhängig davon, ob Sie ADHS haben oder nicht. Sie werden später in diesem Buch ein ganzes Kapitel darüber finden (siehe S. 142–161). Bauen Sie sie in Ihr Leben ein, denn sie ist einer der wenigen Schritte zur Verbesserung von Gesundheit und Wohlbefinden, der Spaß macht, kostenlos und überall verfügbar ist. Bedenken Sie, dass soziale Isolation erwiesenermaßen ein ebenso gefährlicher Risikofaktor für Krankheit und frühen Tod ist wie Zigarettenrauchen.

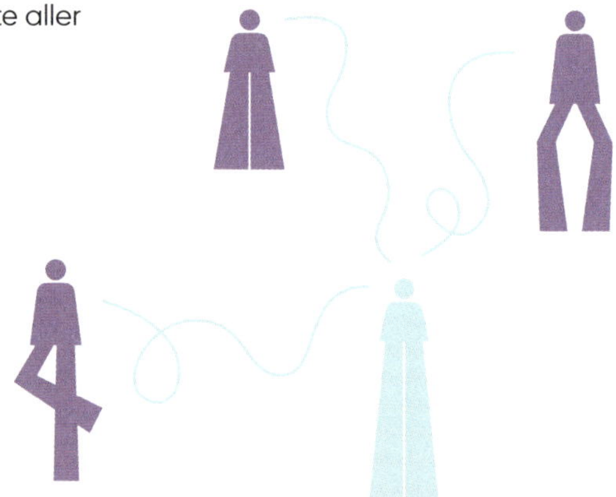

8. Finden Sie den richtigen Beruf und Partner

Wenn Sie für den Rest Ihres Lebens glücklich sein wollen, binden Sie sich an die richtige Person und finden Sie den richtigen Job. Das sind Ihre beiden wichtigsten Lieben.

Die richtige Bezugsperson ist jemand, die das Beste aus Ihnen herausholt. Er oder sie ist jemand, mit dem Sie Spaß haben und gemeinsam lachen können; mit dem Sie vielleicht sogar Kinder haben möchten, und jemand, der Sie genau so liebt, wie Sie sind.

Der richtige Job liegt an der Schnittstelle von drei Bereichen: alles, was Sie gerne tun, was Sie gut können und wofür Sie jemand bezahlt. Je mehr Zeit Sie dort verbringen, desto glücklicher und erfolgreicher werden Sie sein.

Ratschläge zu Sozialleben und Beziehungen finden Sie in Kapitel 9 (siehe S. 142–161) und Tipps, worauf Sie bei der Berufswahl achten sollten, in Kapitel 11 (siehe S. 176–183).

9. Finden Sie ein kreatives Ventil

Menschen mit ADHS müssen kreativ sein. Wir müssen etwas basteln, bauen, erfinden, erschaffen – und das kann alles sein, vom Modellflugzeug bis hin zu einem Unternehmen.

Wir werden mit einer einzigartigen Eigenschaft geboren, die ich den »Juckreiz« nenne. Dieser Juckreiz liegt in unseren Genen. Alles darüber erfahren Sie in Kapitel 10: Kreativität (siehe S. 162–175), aber ich erwähne es hier, weil ein kreatives Ventil eine der besten Möglichkeiten ist, diesen Juckreiz zu lindern.

Suchen Sie sich ein kreatives Betätigungsfeld, das Sie fordert, sodass Sie sich nicht langweilen, das aber auch aufregend genug ist, um Sie bei der Stange zu halten.

Es ist vor allem unsere Kreativität und Vorstellungskraft, die uns von Menschen ohne ADHS unterscheidet. Aber damit sie uns so gut wie möglich hilft, müssen wir sie jeden Tag nutzen und trainieren.

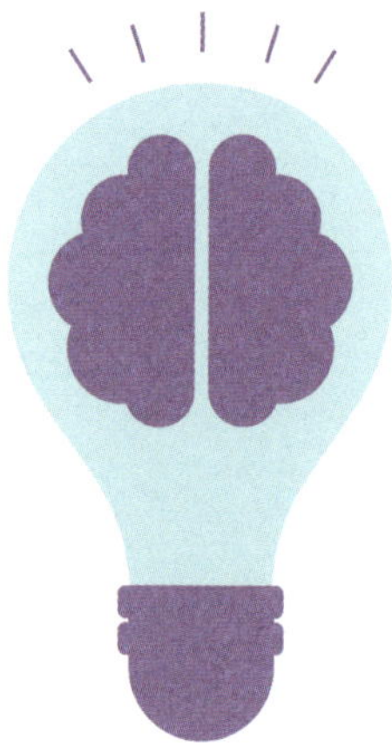

10. Erwägen Sie einen Medikationsversuch

Medikamente sind das wirksamste und gleichzeitig am meisten gefürchtete Hilfsmittel. Dabei können Sie ein Geschenk des Himmels sein. Ich bin weder für Medikamente zur Behandlung von ADHS noch dagegen. Aber ich befürworte alles, was einem Menschen dabei hilft, das bestmögliche Leben zu führen.

Ich sage all meinen Patienten, wir können alles ausprobieren, so lange es sicher und legal ist. Richtig eingesetzt sind die ADHS-Medikamente beides, sowohl sicher als auch legal, sofern Sie ein Rezept haben und die Einnahme unter ärztlicher Aufsicht erfolgt.

Stimulierende Medikamente, die den größten Anteil der von uns bei ADHS eingesetzten Medikamente ausmachen, wirken in etwa 70–80 Prozent aller Fälle. Das letzte Kapitel dieses Buches geht ausführlich auf Medikamente gegen ADHS ein (siehe S. 204–213).

Keine Sorge, das ist nichts Schlechtes.

Der Erfolgsinstinkt

Millionen Erwachsene müssen ihre ADHS ohne Hilfe bewältigen. Es ist ein bisschen so, als würde man das Fallschirmspringen erst in der Luft lernen. Sie fallen einer Katastrophe entgegen und versuchen verzweifelt herauszufinden, an welcher Leine sie ziehen müssen, um nicht abzustürzen. Allerdings habe ich so viele ADHS-Menschen gesehen, die auf diese Weise leben und trotzdem Glück haben. Deshalb glaube ich, dass wir Menschen mit ADHS einen besonderen Instinkt besitzen.

Ich nenne diesen Instinkt den »Erfolgsinstinkt«. Wir wissen nicht, wie, wann oder warum er funktioniert, und wir wissen auch nicht, wie wir darauf zurückgreifen können, wenn wir ihn brauchen, doch mehr als jeder andere Faktor ist es dieser Erfolgsinstinkt, der uns zu Höchstleistungen antreibt.

Wenn wir einen weiteren Tag am Fallschirm überleben, verbringen wir dann den Rest unseres Lebens in Angst vor Fallschirmen? Nein, das ist nicht unsere Art. Wir rennen nicht vor dem Fallschirm davon, wir nutzen ihn. Wir steigen nicht nur wieder auf das sprichwörtliche Pferd, das uns abgeworfen hat, sondern zeigen auch unserem Angstgegner, wer der Boss ist. Wir erfinden einen besseren Fallschirm, einen, der narrensicher ist, und verkaufen unsere Erfindung für eine Menge Geld. Und ziehen wir uns dann zurück und lassen es ruhig angehen? Nein. Wir finden garantiert einen Weg, in neue Schwierigkeiten zu geraten.

Wir nutzen unseren Erfolgsinstinkt, um schwierige Situationen zu meistern und eine Beinahe-Katastrophe in einen Glücksfall zu verwandeln.

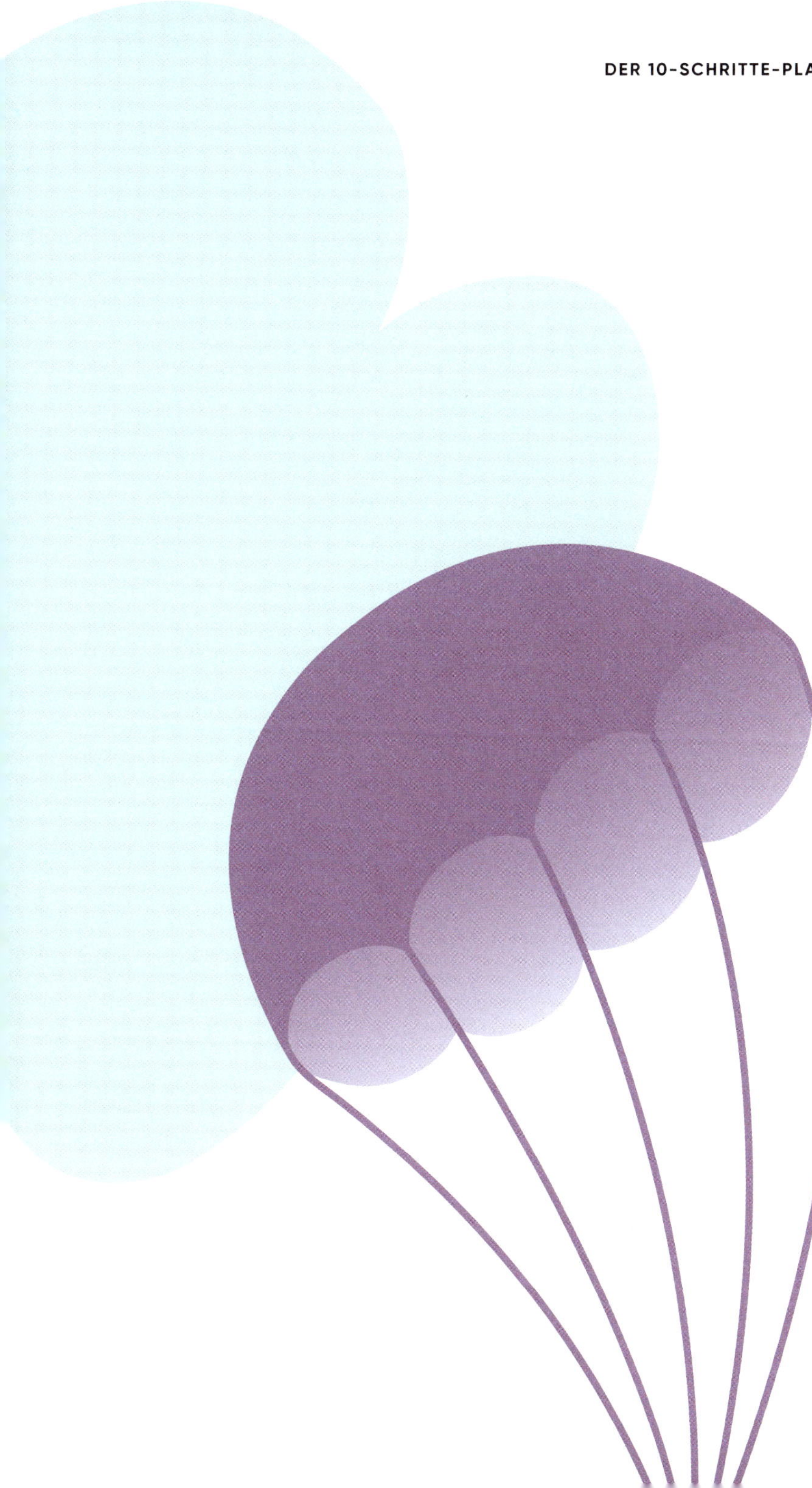

Kapitel 5

ZEIT

Menschen mit ADHS erleben Zeit nicht so wie andere. Uns fehlt das angeborene Zeitgefühl. Wir wissen nicht, wann Zeit knapp oder im Überfluss vorhanden ist, es sei denn, wir befinden uns in einer Stresssituation, die unsere Aufmerksamkeit fokussiert.

In diesem Kapitel erhalten Sie die Werkzeuge, die Sie für ein effektives Zeitmanagement benötigen. Zunächst müssen Sie jedoch verstehen, wie das ADHS-Gehirn Zeit wahrnimmt.

Erleben Menschen mit ADHS die Zeit anders?

Kurz gesagt, ja. Es klingt vielleicht unglaubwürdig, aber es ist wahr. **Für Menschen mit ADHS gibt es nur zwei Zeiten: JETZT und NICHT JETZT.**

Lassen Sie mich Ihnen ein Beispiel geben. Wenn Ihnen Ihre Vorgesetzte mitteilt, dass sie bis Donnerstagmorgen ein Angebot auf dem Schreibtisch liegen haben will und heute erst Montag ist, bedeutet das »nicht jetzt« und die Angelegenheit verschwindet aus Ihrem Kopf. Sie taucht erst wieder auf, wenn aus »nicht jetzt« fast »jetzt« geworden ist, etwa am späten Mittwochabend. Erst dann merken Sie voller Panik, dass das Angebot am nächsten Morgen fällig ist, und Sie müssen eine Nachtschicht einlegen, damit es rechtzeitig fertig ist.

Warum uns solche Aufgaben im letzten Moment dann doch in den Sinn kommen, ist unbekannt. Es ist, als ob wir Menschen mit ADHS eine Art Schutzengel hätten, der uns in letzter Sekunde an bevorstehende Fristen erinnert. Wenn Ihnen die Idee eines Schutzengels abwegig vorkommt, stellen Sie sich vor, dass sich wichtige Fristen in einen speziellen Schaltkreis im Gehirn einbrennen.

Wenn Sie sich an die Frist erinnern und deswegen in Panik geraten, schütten Ihre Nebennieren viel Adrenalin aus, ein Hormon, das chemisch den Medikamenten ähnelt, die wir zur Behandlung von ADHS verwenden. **Mit anderen Worten, Sie behandeln sich, ohne es zu wissen oder zu wollen, effektiv selbst mit Adrenalin.**

Anderen Menschen »jetzt« und »nicht jetzt« erklären

Es gilt als selbstverständlich, dass jeder Mensch ein Zeitgefühl hat. Wenn Sie sich beispielsweise mit jemandem um 19 Uhr verabreden, erwartet diese Person, dass Sie einigermaßen pünktlich um 19 Uhr eintreffen. Wenn Sie jedoch regelmäßig zu spät kommen, kann diese Person Ihre Unpünktlichkeit als moralisches Versagen ihrerseits betrachten – und meistens gibt es nur eine begrenzte Anzahl an Chancen zur Wiedergutmachung, bis die Leute das Vertrauen in Sie verlieren.

Leider verwechseln die meisten Menschen unseren Zeitbegriff von »nicht jetzt« mit »ist mir egal« oder »ich habe keine Lust«, aber das stimmt einfach nicht.

Wenn Sie ADHS haben, sollten Sie Menschen, denen Sie vertrauen und die Ihnen am Herzen liegen, erklären, wie Ihr Gehirn Zeit verarbeitet. Ich würde jedoch nicht empfehlen, das bei Leuten zu versuchen, die das nur als schwache Ausrede abtun würden.

Merke

Es ist wichtig, dass Sie sich entschuldigen, wenn Sie zu spät kommen, aber entschuldigen Sie sich niemals dafür, dass Sie ADHS haben. Denken Sie daran: Ihre Genialität beruht auf Ihrer Fähigkeit zu sehen, was andere Menschen nicht sehen. Der Preis, den Sie dafür zahlen, ist, dass Sie nicht immer sehen, was andere Leute sehen. Was Sie sehen, ist jedoch viel wertvoller als das, was Sie nicht sehen können.

Was können Sie tun, wenn Sie immer zu spät kommen?

Das ist ein kniffeliges Problem. Aber fast jeder kann lernen, pünktlich zu sein, auch wenn es einigen Menschen schwerer fällt als anderen. Hier ist mein Ansatz, der auf meiner über 40-jährigen Erfahrung basiert, seit ich Menschen bei der Bewältigung dieses Problems helfe.

1. Umdenken

Zuerst sollten Sie damit aufhören, Problemen mit dem Zeitgefühl ein moralisches Etikett zu verpassen. Pünktlichkeit ist keine Tugend und Verspätung ist keine Sünde. Die Lösung für chronische Unpünktlickeit ist nicht Bestrafung, sondern zu lernen, wie man die Probleme vermeidet, die dadurch entstehen können.

2. Um Hilfe bitten

Ihr Zeitproblem lässt sich einfacher lösen, wenn Ihnen jemand dabei hilft. Dies gilt insbesondere dann, wenn Sie bereits vergeblich versucht haben, das Problem alleine in den Griff zu kriegen. Das Einbinden einer anderen Person wird Ihre Motivation, das Problem endlich aus der Welt zu schaffen, deutlich steigern.

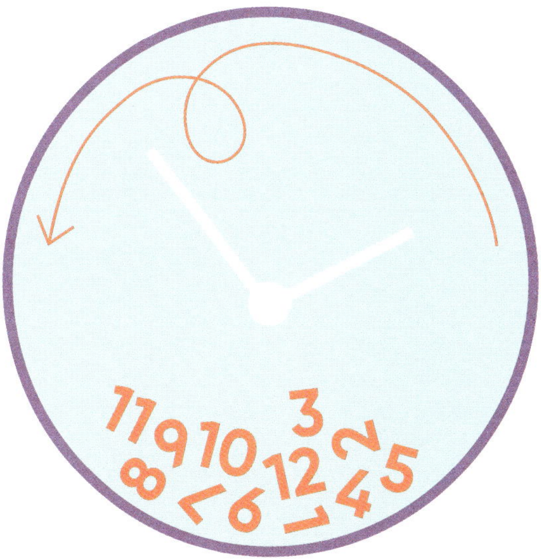

3. Übernehmen Sie Verantwortung für sich selbst wie nie zuvor

Schöpfen Sie zunächst alle bewährten Strategien gegen Unpünktlichkeit aus, wie Armbanduhren mit Alarm, Erinnerungen und Wecker auf dem Smartphone oder Haftnotizen am Badspiegel. Gehen Sie früher zu Terminen, als Sie es bisher für nötig hielten (und damit meine ich VIEL früher, etwa eine Stunde eher). Halten Sie sich von Ablenkungen fern, wegen denen Sie sich in der Vergangenheit schon öfter verspätet haben, wie noch schnell einen Kaffee zu trinken oder – das Schlimmste von allem – sich mit nur noch einer letzten E-Mail zu beschäftigen. Alle diese Strategien fallen unter die Kategorie »Struktur«. Denken Sie daran, dass besonders Menschen mit ADHS Struktur benötigen (siehe S. 62).

Seien Sie streng mit sich selbst, wie ein Feldwebel. Gestatten Sie sich keine Ausnahme.

Merke

Es ist hilfreich, über die Gründe nachzudenken, warum Sie zu spät kommen. Ein häufiger Grund für Unpünktlichkeit ist der offensichtlichste: Prokrastination – Sie schieben auf, was Sie nicht tun möchten.

4. Überdenken Sie die Gründe für Ihre Unpünktlichkeit

Es ist gut möglich, dass Ihre Unpünktlichkeit psychologische Gründe hat. Zu spät zu kommen ist beispielsweise eine der häufigsten Formen, Wut passiv-aggressiv auszudrücken. Der beste Weg, dies zu ergründen, ist die Konsultation von erfahrenem therapeutischem Fachpersonal. Selbstbeobachtung allein wird in der Regel nicht funktionieren, da eine Selbsttherapie nahezu unmöglich ist.

Wenn Sie sicher sind, dass es keine versteckten psychologischen Gründe für Ihr Zeitproblem gibt, und Ihre Unpünktlichkeit auch kein Ausdruck davon ist, dass Sie etwas nicht tun wollen, überlegen Sie, ob Sie vielleicht ein anderes Zeitgefühl haben als die meisten Menschen.

Sollte das der Fall sein, ist es an der Zeit, herauszufinden, was Sie dagegen tun können. Dabei werden Ihnen die nächsten Schritte helfen.

5. Setzen Sie alles daran, das Problem zu lösen

Aufbauend auf den Strategien in Schritt 3 müssen Sie sich dazu verpflichten, gegen Ihre Unpünktlichkeit vorzugehen, als ob Ihr Leben davon abhängt. Sie müssen wirklich motiviert sein, dieses Problem zu lösen, denn seien Sie ehrlich, einer der Hauptgründe – wenn nicht sogar der Hauptgrund – dafür, dass Sie ständig zu spät kommen, ist, dass alles, was Sie davon abhält pünktlich zu sein, viel interessanter ist als der Termin, den Sie einhalten sollten.

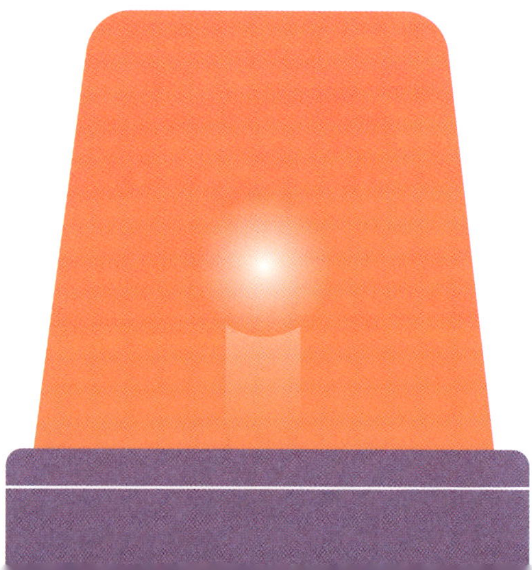

6. Gestalten Sie die Lösungen anregend

Wie ich bereits erwähnt habe, sind Menschen mit ADHS immer auf der Suche nach intensiver Stimulation (siehe S. 62). Deshalb schlage ich vor, dass Sie sich diesen Aspekt von ADHS zunutze machen und versuchen, aufregende, neuartige Wege zu finden, um Ihr Zeitproblem zu lösen. **Sie müssen sich eine Methode ausdenken, die Ihre Aufmerksamkeit erregt und fesselt.**

Hier sind einige zugegebenermaßen sehr ungewöhnliche Vorschläge zur Inspiration:

- Kaufen Sie eine Sirene oder einen sehr lauten Alarm und bitten Sie jemanden, ihn 15 Minuten bevor Sie gehen müssen, um pünktlich zu sein, auszulösen und dann noch einmal genau zu dem Zeitpunkt, zu dem Sie gehen müssen.

- Bitten Sie jemanden aus dem privaten oder beruflichen Umfeld, hereinzukommen und Sie buchstäblich aus Ihrem Büro oder Zimmer zu zerren und auf den Weg zu schicken.

- Beauftragen Sie eine Person, die professionell Hunde ausführt, Sie abzuholen, als wären Sie einer der Hunde.

- Halten Sie sich die 30 Minuten, bevor Sie gehen müssen, um pünktlich zu Ihrem Termin zu kommen, frei. Wenn möglich, bitten Sie jemanden, für diese 30 Minuten auf Sie aufzupassen. Während dieser Zeit müssen Sie schweigend dasitzen ohne irgend etwas zu tun. Diese Methode wird als aversive Konditionierung bezeichnet. Die Idee dahinter ist, dass das stumme Stillsitzen so schrecklich für Sie ist, dass Sie beim nächsten Mal lieber pünktlich sind, um diese Erfahrung nicht wiederholen zu müssen.

7. Protokollieren Sie Ihre Termine

Beginnen Sie damit, sowohl die Termine, zu denen Sie zu spät kommen, als auch die Termine, zu denen Sie pünktlich erscheinen, zu notieren. Erwiesenermaßen verbessert man seine Leistung, wenn man seine Fortschritte dokumentiert.

Eine simple Möglichkeit, sich Termine besser zu merken, ist, sie handschriftlich aufzuschreiben. Neurowissenschaftliche Untersuchungen haben gezeigt, dass Ihr Gehirn das, was Sie mit der Hand schreiben, besser im Gedächtnis behält als das, was Sie tippen.

8. Lassen Sie sich auf ADHS testen

Wenn es Ihnen so schwerfällt, pünktlich zu sein, obwohl Sie beispielsweise wissen, dass Ihr Job auf dem Spiel steht, dann besteht eine sehr große Wahrscheinlichkeit, dass Sie das haben, was so irreführend als ADHS bezeichnet wird. Sollte bei Ihnen ADHS diagnostiziert werden, rate ich Ihnen, mit Ihrem Arzt oder Ihrer Ärztin über den Einsatz von Medikamenten zu sprechen. Sie können eine grundlegende Veränderung bewirken.

Allerdings sollte ADHS niemals ausschließlich mit Medikamenten (siehe S. 204–213) behandelt werden. Es ist genauso wichtig, dass Sie mehr über sich selbst und Ihre Ausprägung von ADHS erfahren. Vergessen Sie nicht, dass Liebe und Verbundenheit, ein kreativer Freiraum, der richtige Job und die Sorge um Ihr körperliches und geistiges Wohlbefinden von grundlegender Bedeutung sind, um ein erfülltes Leben mit ADHS zu führen (siehe S. 66–79).

Verlieren Sie nicht den Mut

Vielleicht tröstet Sie die Tatsache, dass Menschen, die nur im »Nicht-Jetzt« und »Jetzt« leben, fast immer die außergewöhnliche Fähigkeit besitzen, sich ganz auf das Jetzt zu konzentrieren. Tatsächlich ist das einer der Gründe, warum sie so oft zu spät kommen. Sie sehen, wie bei jeder negativen Tendenz in der ADHS-Welt gibt es auch eine positive Seite. Das ist einer der Gründe, warum ADHS so faszinierend ist. Sie ist sowohl ein Segen als auch ein Fluch. Unser Ziel ist es, den Fluch möglichst klein und den Segen möglichst groß zu machen.

Kapitel 6

GELD

Menschen mit ADHS tun sich oft schwer mit Organisation und Planung, daher ist es kein Wunder, dass sie viel häufiger als der Durchschnitt mit ihren Finanzen zu kämpfen haben. Es besteht eine hohe Wahrscheinlichkeit, dass sie die Steuererklärung zu spät machen, unzureichend oder gar nicht Buch führen, knapp bei Kasse sind, Rechnungen zu spät bezahlen, mehr Schulden machen, als ihr Budget erlaubt, und immer nach Möglichkeiten suchen, ihre Finanzen aufzubessern.

Dieses Kapitel geht der Frage nach, warum Geld für Menschen mit ADHS ein schwieriges Thema sein kann, und es zeigt Wege auf, wie sich Probleme mit den Finanzen lösen lassen.

Warum ist der Umgang mit Geld so schwierig?

Menschen mit ADHS lieben die Aufregung am Geldverdienen (die Spekulationen, die Risiken, die Deals, die Gewinne und sogar die Verluste), aber sie befassen sich nicht gern mit den Details – und genau dort entstehen fast immer die Probleme rund um ihre Finanzen.

Eines der Hauptprobleme im Leben mit ADHS sind schlechte exekutive Funktionen (EF). EF bezieht sich auf die Fähigkeit des Gehirns, die komplexen Funktionen des Alltags zu überwachen, ähnlich wie ein Geschäftsführer die Funktionen einer Organisation überwacht. Wir alle sind auf exekutive Funktionen angewiesen, um zu planen, Prioritäten zu setzen, zu organisieren, Informationen zu sammeln und zu ordnen, Wahrscheinlichkeiten abzuwägen, auf Details zu achten und unser Leben auf Kurs zu halten. Es ist eine riesige Aufgabe. Im besten Fall kommen die exekutiven Funktionen ganz natürlich und instinktiv, aber fast jeder braucht etwas Hilfe, um den Überblick zu behalten, sei es durch eine einfache Liste, einen Online-Kalender oder ein komplexeres System.

Ein guter Umgang mit Geld hängt von gut ausgeprägten exekutiven Funktionen ab. So ist es nicht verwunderlich, dass Menschen mit ADHS oft feststellen, dass Geldmanagement ihre Achillesferse ist. Wenn sie nicht aufpassen, führen sie am Ende ein Leben, in dem sie immer wieder vom Tellerwäscher zum Millionär und wieder zum Tellerwäscher werden. Manche Menschen mögen diese Art von Leben irgendwie, aber auf lange Sicht kann es sie und jede Person, die ihnen nahe steht, zermürben, wenn nicht sogar ruinieren.

Merke

Es ist kein moralisches Versagen, wenn exekutive Funktionen und der Umgang mit Geld zu Ihren Schwachpunkten zählen.

Gibt es wirklich einen Zusammenhang zwischen ADHS und finanziellen Problemen?

Schauen wir uns dazu einige Daten an. Die jüngste systematische Studie, wie Erwachsene mit ADHS mit Geld umgehen, wurde erst kürzlich in Schweden durchgeführt. Ausgehend von den Daten zur psychischen Gesundheit der gesamten schwedischen Bevölkerung (etwa 11 Millionen Menschen) nahmen die Forscher eine Zufallsstichprobe von 189 267 Personen. Anschließend untersuchten sie in dieser Stichprobe Kredite und Zahlungsausfälle zwischen 2002 und 2015 und identifizierten in der Stichprobe auch Personen mit und ohne ADHS. Die Studie bestätigte mit nüchternen Zahlen, dass ein Zusammenhang zwischen ADHS und finanziellen Problemen besteht.

In der Analyse waren junge Erwachsene mit ADHS hinsichtlich der Kreditwürdigkeit ihren Altersgenossen ohne ADHS zunächst ebenbürtig. Doch ab dem mittleren Lebensalter gerieten Menschen mit ADHS in finanzielle Schwierigkeiten: Ihre Kreditausfallrate stieg exponentiell an, ihre Bonität verschlechterte sich rapide, ebenso wie ihre Inanspruchnahme und Nutzung von Krediten trotz hoher Bedarfe.

Interessanterweise hatte die Behandlung ihrer ADHS mit stimulierenden Medikamenten keinen Einfluss auf ihre Probleme beim Umgang mit Geld. Das ergibt Sinn, da die Probleme, die Menschen mit ADHS im Zusammenhang mit Geld haben, eher auf Emotionen als auf mangelnden Fokus zurückzuführen sind. Stimulierende Medikamente verbessern die Konzentration, bekämpfen jedoch nicht die belastenden Emotionen, die mit Geld verbunden sind.

Mit den wachsenden Geldproblemen nahmen in der ADHS-Gruppe auch Depressionen und sogar Selbstmord zu. Dabei war die Rate von Selbstmorden aufgrund von Geldproblemen *viermal höher* als in der Gruppe, die zwar unter finanziellen Schwierigkeiten litt, aber keine ADHS hatte.

Vereinfacht ausgedrückt hat ADHS alles, was mit persönlichen Finanzen zu tun hat, deutlich verschlimmert.

Und es gibt noch weitere Fakten. Eine kürzlich in den USA durchgeführte Studie über den langfristigen finanziellen Erfolg von Kindern mit ADHS ergab, dass das prognostizierte Lebenseinkommen der untersuchten jungen Erwachsenen mit ADHS um 1,27 Mio. US-Dollar niedriger lag als das der Nicht-ADHS-Gruppe.

In einer britischen Studie mit 506 ADHS-Erwachsenen hatten 65 Prozent der Befragten mit finanziellen Problemen zu kämpfen, in der Vergleichsgruppe mit Personen ohne ADHS waren es nur 37 Prozent. Des Weiteren hatten 76 Prozent der ADHS-Probanden erhebliche Ängste in Bezug auf Geldangelegenheiten, jedoch nur 38 Prozent der Personen ohne ADHS. Darüber hinaus hatten 31 Prozent der ADHS-Gruppe erhebliche Schulden, in der Nicht-ADHS-Gruppe waren es jedoch nur 11 Prozent.

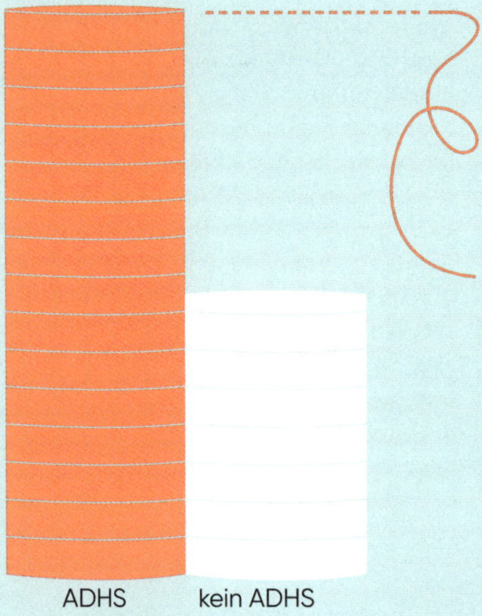

76 % der Befragten in der ADHS-Gruppe hatten in Bezug auf Geldangelegenheiten starke Ängste, in der Gruppe ohne ADHS dagegen nur 38 %.

Wie löst man dieses Problem?

Wenn Sie bis hierher gelesen haben, wissen Sie vielleicht schon, was ich gleich sagen werde: Wissen ist Macht. Daher ist der erste Schritt zu lernen, wie Sie, ADHS und Geld zusammenspielen. Sobald Sie wissen, was los ist, dürfte es viel leichter sein, das Problem zu beheben oder zumindest die Situation zu verbessern.

Erinnern Sie sich noch daran, was wir im vorherigen Kapitel über den Umgang mit Zeit besprochen haben (siehe S. 80–91)? Bei der Auseinandersetzung mit dem Thema Zeit und ADHS ist es wichtig herauszufinden, auf welche Weise Menschen mit ADHS die Zeit anders erleben als andere. Beim Thema Geld geht es darum herauszufinden, was es mit Ihrem Verstand macht und was nicht und warum es Ihnen so schwerfällt, damit umzugehen, während Menschen, die viel weniger schlau sind als Sie, überhaupt keine Probleme damit haben.

Geld und das ADHS-Gehirn

Fangen wir damit an, was Geld *nicht* mit uns macht.

Der Umgang mit Geld ist für Menschen mit ADHS nicht von Interesse. Es ist aber wichtig, da wir es alle wollen und brauchen, aber wir denken sehr ungern über die Details im Umgang mit Geld nach.

Wie Sie wissen, sehnen sich Menschen mit ADHS nach intensiver Stimulation. Mangelnde Stimulation (also Langeweile) stößt uns ab und deshalb finden wir alltägliche Geldangelegenheiten öde. Wir kommen einfach nicht mit Budgetierung, Sparen, Belegverwaltung, Kreditkartenverfolgung, Zahlungsabwicklung, Suche nach den besten Angeboten usw. zurecht. Es spielt keine Rolle, dass diese Aufgaben extrem wichtig sind, ja dass sogar unser Leben von ihnen abhängen kann. Wir ignorieren, meiden und leugnen sie dennoch, weil wir die Langeweile, die sie hervorrufen, nicht ertragen können.

Schauen wir uns nun an, was Geld mit uns macht.

Das Nachdenken über Geldangelegenheiten macht uns Angst, es löst Sorge darüber aus, was die Zukunft bringen könnte. Und was passiert, wenn wir ängstlich werden? Wir vermeiden es, uns mit dem Thema auseinanderzusetzen.

Sie sehen also, einerseits langweilt uns Geld und wir blenden es aus, wenn das Thema aufkommt. Andererseits haben wir Angst vor dem Thema und fürchten, wozu unsere Unfähigkeit im Umgang mit Geld führen könnte. Um das Problem zusammengefasst auf den Punkt zu bringen:

Langeweile + Angst = Vermeidung und Verleugnung

Zurück zur Lösung des Problems

Vermeidung als Bewältigungsstil kann uns in große Schwierigkeiten bringen. Wir denken ja auch nicht, dass unsere Karies verschwindet, wenn wir den Zahnarzt meiden. Ich habe Patienten und Patientinnen, die seit Jahren keine Steuern mehr gezahlt haben und hoffen, dass ihre Steuerschulden sich einfach in Luft auflösen. Es sind kluge Leute, aber ihre Angst vor dem Thema Steuern ist so groß, dass sie sich dafür entscheiden, das Problem zu leugnen und zu vermeiden, anstatt es direkt anzugehen. Das Gleiche gilt für Menschen, die den Zahnarzt meiden.

Zu glauben, dass man ein Problem verschwinden lassen kann, indem man es ignoriert, sind gefährliche Tricks, mit denen sich der Verstand selbst täuscht.

Wenn nur wenig auf dem Spiel steht, wie zum Beispiel den Lärm einer Party nebenan zu ignorieren, anstatt die Nachbarn zu bitten, ruhiger zu sein, dann ist es in Ordnung, ja sogar eine gute Idee, das Problem beiseite zu schieben. Bei wichtigen Themen wie Ihrer Gesundheit oder Ihrem finanziellen Wohlergehen kann Vermeidung jedoch, wie die schwedische Studie bewiesen hat, nicht nur zu schlimmeren Problemen, sondern sogar zum Tod führen.

Wir Menschen mit ADHS können schnell viel Geld verdienen und es noch schneller verlieren. Auf den folgenden Seiten finden Sie praktische Ratschläge, die Ihnen helfen, Verlusten und anderen finanziellen Problemen vorzubeugen.

1. Die Langeweile/Abwehrhaltung verstehen, die zu Vermeidungsverhalten führt

Sobald Sie verstehen, dass Ihre Langeweile/Abwehrhaltung Ihre finanziellen Probleme verursacht, wird es viel einfacher, Vermeidungsstrategien zu überwinden und Maßnahmen zu ergreifen. Denken Sie daran: Es ist Ihre Psyche – die Funktionsweise des Verstands –, die Sie davon abhält, sich mit Ihren Geldproblemen auseinanderzusetzen, nicht die Realität.

Hier die gute Nachricht: Es ist möglich, den Verstand umzulenken, sodass er Ihnen nicht in die Quere kommt.

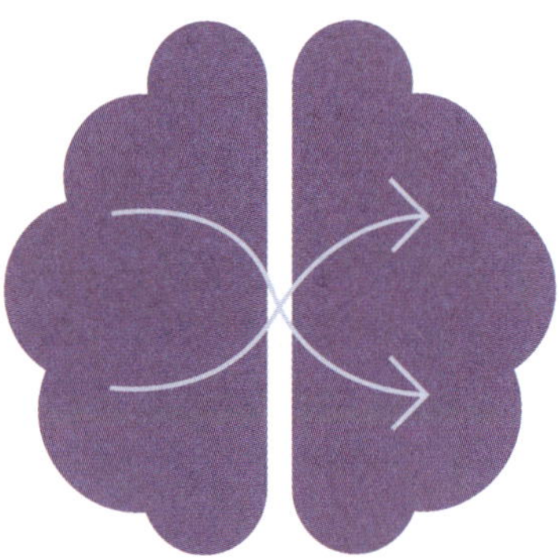

2. Den Verstand kontrollieren

Um Ihren Verstand umzulenken, müssen Sie die Angst- und Sorgengleichung kennen (siehe unten). Diese Gleichung ist von großer praktischer Bedeutung.

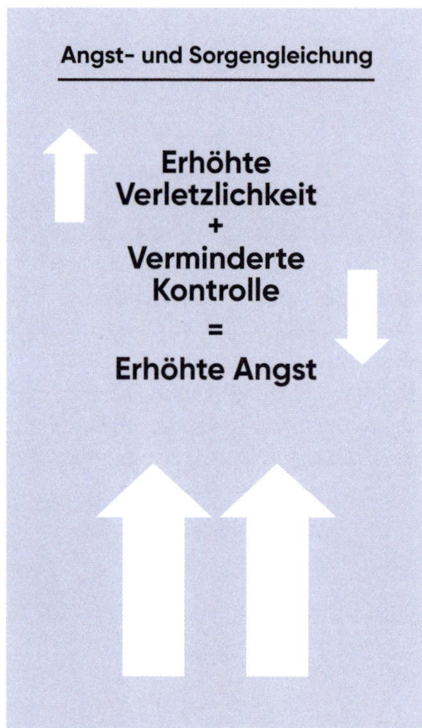

Je mehr das Gefühl der Verletzlichkeit zunimmt und das Gefühl der Kontrolle abnimmt, desto stärker steigt das Gefühl von Angst. Ich füge »Gefühl von« hinzu, denn – ob Sie es glauben oder nicht – die objektive, äußere Realität spielt dabei keine Rolle. Die Art und Weise, wie Sie diese Realität wahrnehmen, ist entscheidend. Dies gilt auch, wenn es um Geldangelegenheiten geht. Die kalten, harten Zahlen sind nicht *annähernd* so wichtig wie die Gefühle, die sie bei Ihnen hervorrufen.

Sobald Sie verstehen, wie Ihre Angst dazu führt, dass Sie die Bewältigung Ihrer finanziellen Probleme meiden, müssen Sie Maßnahmen ergreifen, um sie zu reduzieren.

Tun Sie alles, was Sie können, um Ihr Gefühl der Verletzlichkeit zu verringern und Ihr Gefühl der Kontrolle zu stärken, indem Sie die Gleichung von Sorge und Angst umkehren.

Hier sind einige Vorschläge dazu:

~ **Fakten sammeln.** Toxische Sorgen und schwächende Ängste sind meist auf falsche und/oder mangelnde Informationen zurückzuführen.

~ **Unterstützung suchen.** Beziehen Sie eine andere Person in das Finanzmanagement ein, sei es aus dem privaten oder beruflichen Umfeld oder ein Profi. Eine meiner wichtigsten Lebensregeln ist, sich niemals allein Sorgen zu machen.

~ **Einen Plan erstellen.** Ein Plan gibt Ihnen das Gefühl, mehr Kontrolle zu haben. Sie sind weniger verletzlich, auch wenn sich die äußere Realität nicht verändert hat. Wenn der Plan nicht funktioniert, überarbeiten Sie ihn. Im Leben geht es ständig darum, Pläne zu überarbeiten.

3. Die EF verbessern

Gutes Finanzmanagement hängt von den exekutiven Funktionen (EF) ab (siehe S. 94). Wenn Sie damit zu kämpfen haben, kann Ihnen ein ADHS-Coach (siehe S. 70) diese Fähigkeiten beibringen. Solche Coaches sind online leicht zu finden.

4. Nicht mit Krisenintervention zufrieden geben

Ihr Ziel sollte der Erwerb von Wissen und das damit verbundene emotionale Wachstum sein. Wenn Sie einen Finanzberater gefunden haben, der Sie von Ihren akuten Geldproblemen befreit, arbeiten Sie mit ihm zusammen, um mehr Wissen zu erlangen und eine Sicherheit zu entwickeln, über Finanzangelegenheiten reden zu können, ohne sofort das Thema wechseln zu müssen. **Solange Sie nicht ein gewisses Maß an Selbstvertrauen in Bezug auf Geld gewinnen, besteht immer das Risiko, finanziell ausgenutzt zu werden oder nicht das für Sie beste Angebot zu erhalten.**

5. Nicht zu viel Zeit damit verschwenden, gut im Umgang mit Geld zu werden

Sie bauen sich das beste Leben auf, indem Sie nicht Ihre Schwächen, sondern Ihre Stärken weiterentwickeln. Es liegt an Ihnen, zu entscheiden, mit welchem Maß an finanzieller Kompetenz Sie sich zufrieden geben wollen. Hüten Sie sich nur vor der weitverbreiteten schlechten Angewohnheit, die viele von uns mit ADHS haben: dem lebenslangen Versuch, sich in einer Sache zu verbessern, in der wir in einer Million Jahren nicht gut werden würden.

6. Delegieren, delegieren, delegieren

Sofern Sie kein besonderes Talent für Geld haben oder nicht tiefer in die Welt der Finanzen eintauchen können oder möchten, ist es besser, die Verwaltung Ihres Geldes an jemanden zu delegieren, dem Sie vertrauen – suchen Sie Hilfe im Freundeskreis und bei Fachleuten.

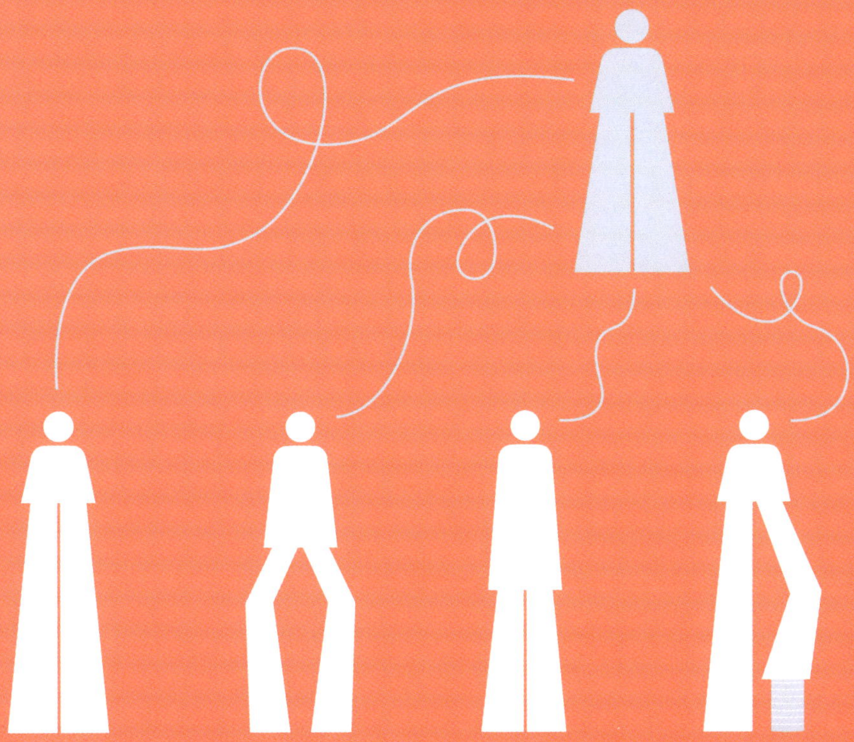

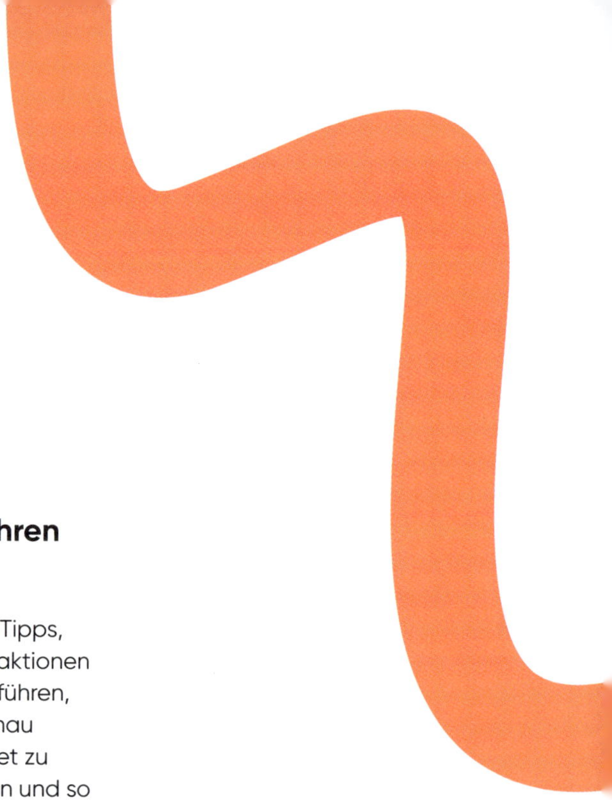

7. Schamgefühle abwehren

In den meisten Ratgebern zum Umgang mit Geld erhalten Sie Tipps, beispielsweise alle Finanztransaktionen zu notieren, sorgfältig Buch zu führen, Kreditkartenabrechnungen genau im Auge zu behalten, ein Budget zu planen und sich daran zu halten und so weiter. Das sind alles ausgezeichnete und sinnvolle Ratschläge. Wenn Sie in der Lage sind, all diese Dinge zu tun, haben Sie wahrscheinlich keine ADHS. Anderenfalls führen solche Ratgeber nur dazu, dass Sie sich noch mehr schämen und noch dümmer fühlen, als Sie es ohnehin schon tun, weil Sie wissen, dass Sie diese Tipps nicht befolgen können.

Stop! Lassen Sie nicht zu, dass die Scham die Oberhand gewinnt. Seien Sie stolz auf Ihre Talente und Ihre besonderen Kräfte. Erlauben Sie dem Wurm nicht, den Apfel zu fressen!

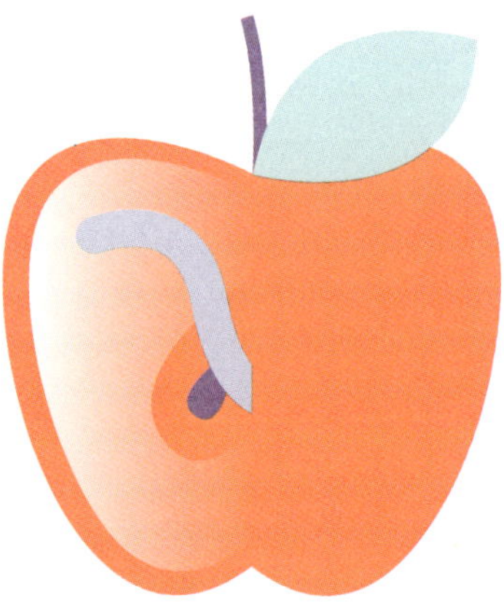

Das Kommando übernehmen

Menschen mit ADHS haben viele Talente und Stärken, aber auch einige Schwächen. Der Umgang mit Geld ist oft eine davon. Na und? Wenn Sie die in diesem Kapitel beschriebenen Hilfen in Anspruch nehmen, haben Sie sich um ein großes Problem gekümmert: Ihre Vermeidung von Finanzmanagement. Schämen Sie sich nicht länger dafür, sondern geben Sie Vollgas, angetrieben von Ihren Talenten und Stärken.

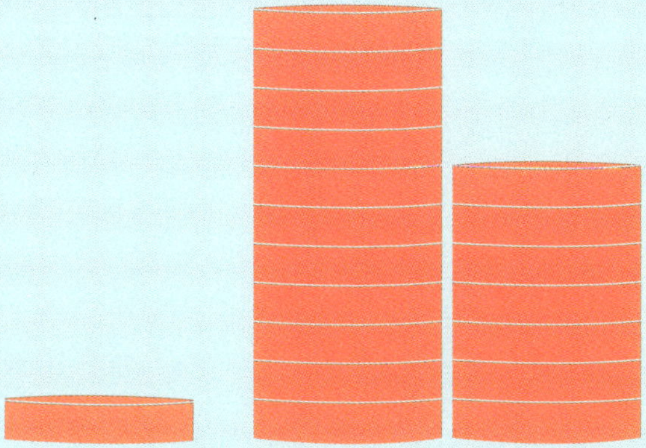

Kapitel 7

GRÜBELN UND SELBST-ZWEIFEL

Von allen Problemen, die Menschen mit ADHS erleben, ist das Versinken in Grübelei und Selbstzweifeln bei Weitem das schmerzhafteste und schädlichste, denn diese »Weltuntergangsstimmung« reißt jedes Mal das Selbstwertgefühl in Stücke.

Ich weiß, das ist ein schwieriges Thema, aber bleiben Sie bei mir, es gibt Licht am Ende des Tunnels. Bevor wir uns jedoch damit befassen, wie Sie dagegen ankämpfen können, müssen wir zunächst einen Blick darauf werfen, warum Grübeln und Selbstzweifel für Menschen mit ADHS ein besonderes Problem darstellen.

Julians Geschichte

Die toxische Wirkung negativer Selbstgespräche

Julian ist Journalist. Er schreibt seit 29 Jahren Zeitungskolumnen und liebt seinen Job. Vor zwölf Jahren wurde bei ihm ADHS diagnostiziert. Nachdem er die Diagnose erhalten und mit der Einnahme von Medikamenten begonnen hatte, verbesserte sich sein Leben in allen Aspekten, mit einer Ausnahme: seine negative innere Stimme, die ihn immer wieder quälte.

»Du bist nicht gut«, sagte sie zum Beispiel. »Du bist ein zweitklassiger Kolumnist, der für eine zweitklassige Zeitung schreibt. Echte Kolumnisten schreiben für die Times oder verfassen Romane. Du bist nur ein in die Jahre gekommener, abgehalfterter Schmierfink. Du hast deinen Funken verloren. Du bist erledigt.« Und so redete die Stimme immer weiter.

Diese »Episoden« – so nannte Julian sie – kamen sehr häufig vor, ohne Vorwarnung oder Auslöser. Es war wie eine Form von Epilepsie. Allerdings gab es im Gegensatz zur Epilepsie keine Medikamente zur Kontrolle der Episoden. Gefangen in seinen eigenen Gedanken konnte Julian nichts anderes tun als abzuwarten und auf die negative innere Stimme zu lauschen, bis ihr Gift verbraucht war und sie endlich verstummte.

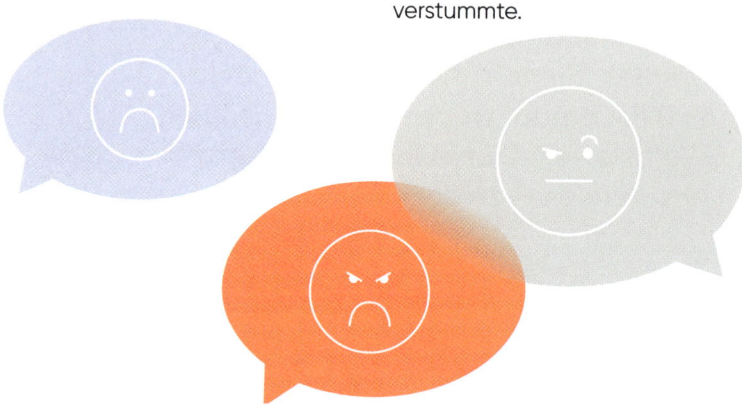

Kreativität und psychische Störungen

Was soll ich Betroffenen sagen, die sich mit negativen Selbstgesprächen quälen? »Sehen Sie es positiv. Der Preis für so viel Talent ist eben, dass man sich selbst ständig fertigmacht.« Ich möchte ihnen etwas Besseres bieten können. Und doch scheint diese Erklärung wahr zu sein, auch wenn sie für Betroffene nur wenig Trost bringt.

Die meisten Menschen mit außergewöhnlichem kreativem Talent, sei es in der Kunst, der Wirtschaft oder der Wissenschaft, leiden auch an einer oder mehreren psychischen Erkrankungen, darunter schwere Depressionen, Angststörungen, substanzbezogene Störungen, Autismus-Spektrum-Störung und bipolare Störungen, verschiedene Persönlichkeitsstörungen wie Paranoia, Borderline, Narzissmus und, ja, auch ADHS.

Warum ist das so? Hat die Neurowissenschaft dafür eine fundierte Erklärung gefunden?

Die Antwort ist … (Trommelwirbel bitte) … Ja! Dank der Arbeit von John Gabrieli, einem Neurowissenschaftler am Massachusetts Institute of Technology (MIT), und verschiedenen anderen haben wir mithilfe der funktionellen Magnetresonanztomographie (eine Art Scan, der es ermöglicht, das Gehirn in Echtzeit in Aktion zu beobachten) viel über Gehirnnetzwerke und sogenannte Konnektome (Gruppen von Neuronen, die gemeinsam feuern) gelernt.

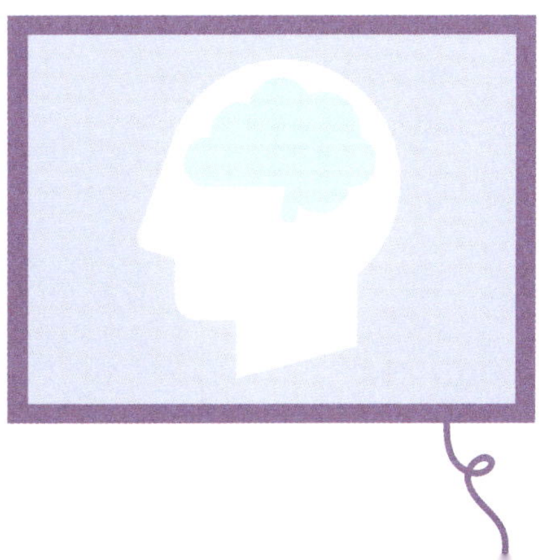

Der ADHS-Dämon

Zwei Konnektome (Gruppen von Neuronen, die gemeinsam feuern) bergen das Geheimnis des Grübelns und der negativen Gedanken: das Task Positive Network (TPN) und das Default Mode Network (DMN).

Das TPN

wird aktiviert, wenn das Gehirn eine Aufgabe ausführt, die bewusste Aufmerksamkeit erfordert.

Das DMN

ist der Normalmodus. Es ist immer dann aktiv, wenn das Gehirn nicht mit einer Aufgabe beschäftigt ist, die bewusste Aufmerksamkeit erfordert.

Ich nenne das DMN gerne den »Dämon« – nicht nur, weil die Buchstaben D-M-N, wenn man sie laut ausspricht, sehr nach dem Wort »Dämon« klingen, sondern auch, weil es das Netzwerk ist, das all die schrecklichen Botschaften aussendet.

Wie dem auch sei, dieser Dämon hat, wie alles andere in der Welt von ADHS, auch seine Vorteile. Welchen Vorteil könnte ein Konnektom haben, das diese Art von Folter – das Grübeln und die Selbstzweifel – verursacht, höre ich Sie fragen. Nun, dieses Konnektom ist auch der Sitz der Fantasie. Tatsächlich ist die Fantasie sowohl im DMN als auch im TPN untergebracht.

Und warum ist das wichtig? Eine Sache, die Menschen mit ADHS von denen ohne ADHS unterscheidet, ist ihre ungeheure Vorstellungskraft. Wenn unsere Fantasie im TPN arbeitet – wenn sie konstruktiv an einer Aufgabe beteiligt ist –, ist sie unser größter Verbündeter, unsere Superpower. Wenn die Aufgabe jedoch abgeschlossen ist, wird vom TPN in das DMN umgeschaltet, und wenn das passiert, wird unsere Fantasie zu unserem schlimmsten Feind, denn dann dreht der Dämon seine teuflischen Runden. Sie sehen also, wir müssen lernen, mit dem DMN umzugehen, denn loswerden können wir es nicht.

Finden Sie den Flow

Wenn Sie mit einer Aufgabe jeglicher Art beschäftigt sind, vom Braten eines Eies über Klavierspielen bis hin zum Schreiben eines Berichts, ist Ihr TPN aktiv. Ihre Vorstellungskraft in Form des TPN beschäftigt sich mit der Aufgabe. Es wird eins mit ihr. Der Psychologe Mihaly Csikszentmihalyi nannte diesen Geisteszustand »Flow«.

Der Flow entsteht, wenn Ihre Vorstellungskraft so sehr mit dem beschäftigt ist, was Sie tun, dass Sie alles andere vergessen. In diesem Geisteszustand verlieren Sie das Bewusstsein dafür, wer Sie sind, wo Sie sind und wie spät es ist. Getragen von den Flügeln der Konzentration, versetzt Sie Ihre Fantasie in den Zustand, in dem Sie am glücklichsten sind und die beste Arbeit leisten. Ihr gesamter Geist wird von Ihrer Fantasie befeuert. Sie sind innovativ, denken spontan und ändern Pläne, während Sie sie schon ausführen. Ihr Gehirn ist wie eine Popkornmaschine, die ständig neue Ideen hervorbringt – Pop! Pop! Pop! Die ganze Zeit. So werden Nobelpreise gewonnen.

Wenn Sie sich im Flow, in diesem Zustand völliger Versunkenheit, befinden, hören Sie auf, sich selbst zu zensieren; dann wird die Impulsivität von ADHS zu einem Vorteil. Ihr Geist bringt neue Bilder, Ideen und Pläne hervor, ohne sich darum zu kümmern, wie lächerlich sie einem Außenstehenden erscheinen mögen.

Menschen mit ADHS haben leichter Zugang zum Flow als andere. Bei ihnen sind die Barrieren zwischen dem TPN und dem DMN lockerer, sodass ihr Gehirn schneller von einem Konnektom zum anderen umschalten kann.

Wie immer ist das sowohl gut als auch schlecht. Positiv ist, dass wir schneller als andere das TPN aktivieren und leichter auf den Flow zugreifen können. Die Kehrseite ist, dass wir auch schneller als andere in das DMN zurückschalten und unser Geist dann mit den negativen Botschaften überflutet wird, die das DMN wie giftiges Abwasser verströmt.

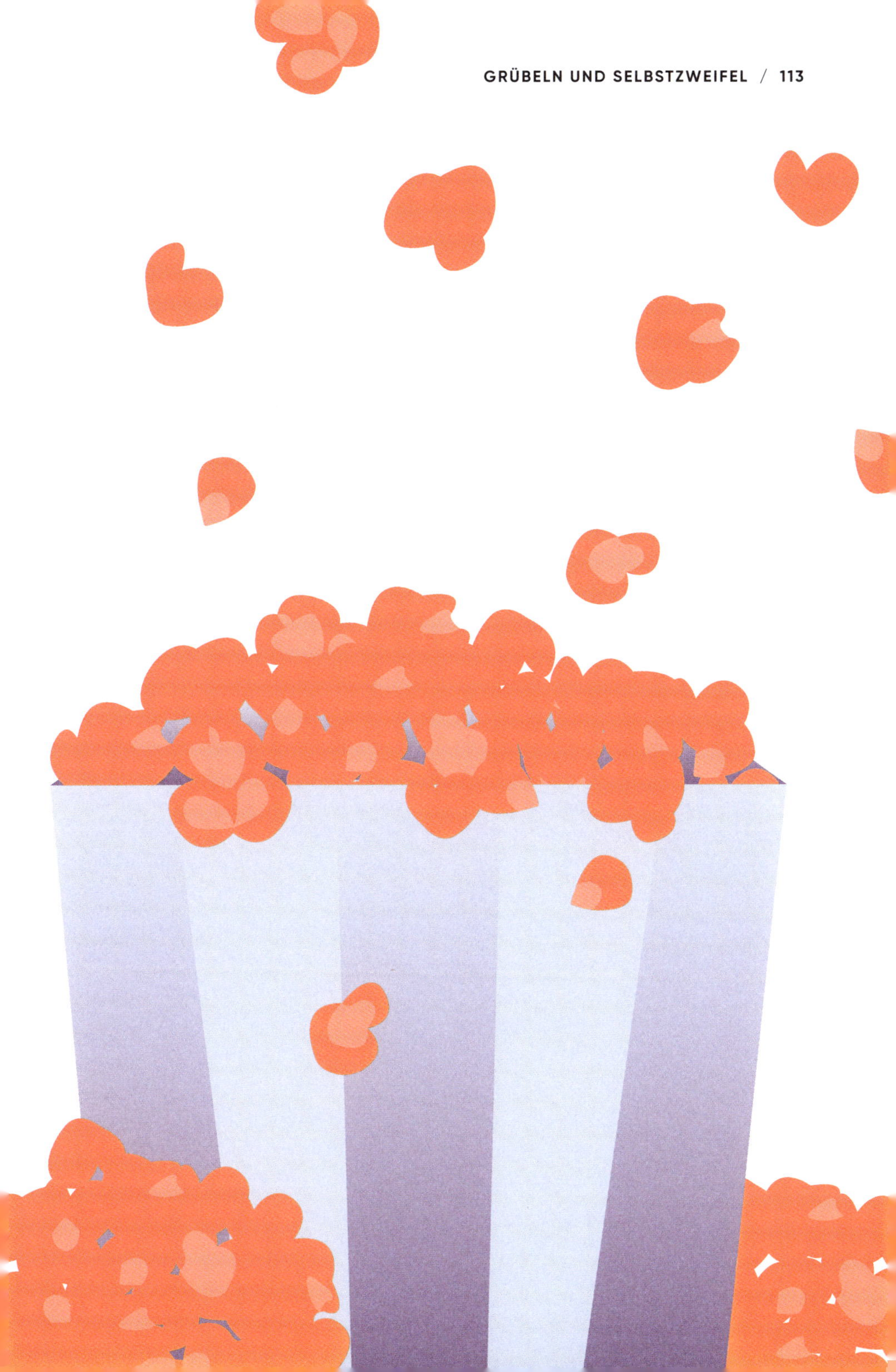

Füttern Sie den Dämon nicht

Das Wissen, dass Sie leichteren Zugang zum TPN und zum DMN haben, ist der Schlüssel zum Aufschließen des Gefängnisses, in das Sie das DMN stecken kann.

Sie müssen deswegen keine ärztliche Fachkraft konsultieren. Alles, was Sie tun müssen, ist eine einfach klingende Technik zu üben: Füttern Sie den Dämon nicht. Sie füttern den Dämon, indem Sie ihm Ihre Aufmerksamkeit schenken. Sobald Sie ihn ignorieren – also aufhören ihn zu »füttern« –, schaltet er sich ab.

Wenn Sie aufhören möchten, den Dämon zu füttern, müssen Sie lernen, Ihre Aufmerksamkeit umzulenken. Anstatt nach links zu schauen, schauen Sie nach rechts. Anstatt auf einen Unfall am Straßenrand zu starren, fahren Sie daran vorbei, ohne hinzusehen. Doch leider stellt sich heraus, dass das nicht so einfach ist, wie es sich anhört …

Warum ist es so schwer, den Dämon zu ignorieren?

Leider schenken wir diesem Monster weiterhin unsere Aufmerksamkeit, weil uns das stimuliert. Eines der ersten Gesetze von ADHS ist, dass wir Langeweile nicht ertragen können und daher Stimulation benötigen (siehe S. 62), auch wenn sie schmerzhaft ist. Manche behaupten sogar, dass wir uns vor allem nach schmerzhafter Stimulation sehnen. Da nichts schmerzhafter ist, als vom Dämon verprügelt zu werden, widmen wir ihm weiterhin unsere Aufmerksamkeit.

Warum ziehen wir Schmerz der Zufriedenheit vor? Das Problem mit der Zufriedenheit ist, dass sie uns langweilt. Das ist der Streich, den der Dämon uns spielt. Er nutzt unser Bedürfnis nach Stimulation jeglicher Art aus, indem er uns mit Schmerz versorgt, von dem wir seltsamerweise nicht genug bekommen können.

Mit etwas Übung – und die braucht es – können Sie jedoch lernen, Ihre Aufmerksamkeit umzulenken. Noch besser ist es, sich einer Aktivität zu widmen, die anregend genug ist, um Ihre Aufmerksamkeit den Krallen des Dämons zu entreißen.

Lernen Sie, wegzuschauen

Um den Schaden abzuwenden, den der Dämon anrichten kann, müssen Sie lernen, Ihre Aufmerksamkeit von Schmerz und Elend abzulenken und sich stattdessen auf Dinge zu konzentrieren, die gut, freundlich, großzügig, liebevoll oder schön sind.

Um Ihnen dabei zu helfen, möchte ich Ihnen Epiktet vorstellen, einen griechischen stoischen Philosophen, der vor über 2000 Jahren lebte. Er wurde in die Sklaverei hineingeboren und sein frühes Leben war voller Leid. Er haderte jedoch nicht mit seinem Schicksal, sondern konzentrierte sich darauf, das bestmögliche Leben zu führen. Was war sein Geheimnis? Er verstand, dass wir die Welt um uns herum nicht kontrollieren können, aber dass wir kontrollieren können, wie wir darauf reagieren. Mit anderen Worten: Das Geheimnis des Glücks besteht darin, die Gedanken zu kontrollieren, die Aufmerksamkeit von Schmerz und Elend abzulenken und sich stattdessen auf etwas Positives zu konzentrieren.

Um Ihren Geist zu kontrollieren, müssen Sie eine Ablenkung finden, die Sie stärker packt und in ihren Bann zieht, als dieser ach so stimulierende Dämon.

Mein Tipp für Sie

Erstellen Sie eine Liste mit besonders stimulierenden Aktivitäten, die zu Ihnen passen. Tragen Sie sie immer bei sich und verwenden Sie sie, wann immer der Dämon in Ihren Geist eindringt.

Hier sind einige Beispiele für ablenkende Aktivitäten:

- **Intensive körperliche Bewegung** funktioniert bei den meisten Menschen.
- **Laute Musik** – und ich meine wirklich laute Musik – konkurriert gut mit dem Dämon.
- **Eine Person aus dem Freundeskreis anrufen**, mit der man eine Weile nicht gesprochen hat, und sich auf die Gefühle einer erneuten Kontaktaufnahme einlassen.
- **Puzzlen.** Es sollte schwierig genug sein, um Ihre Aufmerksamkeit zu fesseln, aber nicht so schwierig, dass Sie es nicht lösen können.
- **Laut schreien**, sofern Sie sich an einem Ort befinden, an dem das möglich ist.

Wie ich bereits sagte, braucht es Übung, die Aufmerksamkeit umzulenken. Der Dämon ist sehr geschickt darin, Sie von den Schmerzen, die er verursacht, abhängig zu machen. Aber Sie können lernen, seinen Einfluss zu minimieren oder ihn vielleicht sogar ganz loszuwerden.

Den Dämon bekämpfen

Meine Geschichte

Ich kämpfe seit meiner Schulzeit gegen den Dämon. Die meiste Zeit meines Lebens war ich unvorhersehbaren Abstürzen in trostlose Verzweiflung ausgeliefert, und ich konnte nichts dagegen tun, als sie auszusitzen. Ich leide immer wieder unter kurzen, aber erschreckenden Einbrüchen in die Dunkelheit. Sie haben für einige der schlimmsten Momente der Hoffnungslosigkeit und Isolation gesorgt, in denen ich weder die Motivation hatte zu leben noch zu sterben. Selbstmord war keine Option für mich, aber in diesen Momenten hätte es mir nichts ausgemacht, wenn mich jemand umgebracht hätte.

Ich schrieb diese »Episoden« immer meiner turbulenten Kindheit zu, aber ich hätte genauso gut meinem Sternzeichen oder den Mondphasen die Schuld dafür geben können. Vor meiner Ausbildung als Psychiater hatte ich keinen Kontext für diese Momente, keine Linse, außer meiner eigenen Erfahrung, durch die ich sie betrachten konnte, keine Perspektive, nur schmerzliche Gefühle der Entfremdung und Andersartigkeit in einer Welt, in der alle anderen ihren Platz zu finden schienen.

Als Psychiater hatte ich Zugang zu allen möglichen Interventionen. Ich probierte die meisten Medikamente aus (unter der Aufsicht eines anderen Arztes), aber keines davon bannte den Dämon.

Ich unterzog mich auch viele Jahre lang einer Psychoanalyse, die ich zwar hilfreich fand, die aber den Dämon nicht vertrieb.

Als praktizierender Episkopalist ging ich so gut wie jeden Sonntag in die Kirche, aber meine Gebete hielten den Dämon nicht fern.

All das änderte sich, als ich vom DMN erfuhr und wie man es kontrolliert. Mit täglicher Übung kann ich heute die Angriffe des Dämons abwehren, indem ich meine Aufmerksamkeit umlenke, sodass diese »Episoden« immer kürzer werden.

Weg mit dem Dämon!

Von allen Punkten, die ich in diesem Buch anspreche, ist das, was ich Ihnen über den Dämon erzählt habe, möglicherweise der wichtigste. Die Neurowissenschaft hat erst vor Kurzem damit begonnen, die Auswirkungen von TPN und DMN zu erkennen und zu verstehen, wie dieses Wissen im täglichen Leben angewendet werden kann.

Nicht alle Menschen mit ADHS haben mit dem Dämon zu kämpfen. Wenn Sie ihm entkommen sind, freue ich mich für Sie. Wenn Sie jedoch, wie ich, ein Problem mit dem Dämon haben, versuchen Sie, Ihre Aufmerksamkeit umzulenken, bevor Sie es mit Medikamenten oder anderen komplizierteren Eingriffen probieren.

Merke

- Der Dämon ist die unbeabsichtigte Folge Ihrer Vorstellungskraft.
- Der Dämon sagt nicht die Wahrheit. Er spricht nur das aus, was er von Ihnen empfängt.
- Sie sind für den Dämon verantwortlich. Lassen Sie sich nicht von ihm beherrschen.
- Sie erschaffen den Dämon. Sie können ihn auch wieder verschwinden lassen.

Kapitel 8

SUCHT

In diesem Kapitel werfen wir einen Blick auf den engen Zusammenhang zwischen ADHS und dem, was üblicherweise als Sucht bezeichnet wird. So wie bei ADHS, verfolge ich einen auf Stärken basierenden Ansatz im Umgang mit der gefährlichsten Begleiterscheinung von ADHS, nämlich der Abhängigkeit von Substanzen oder maladaptiven Verhaltensweisen, um Freude zu empfinden und Schmerz zu lindern. In diesem Kapitel wird all dies untersucht und ein Aktionsplan bereitgestellt, um der Suchtfalle zu entkommen.

Eine verlockende Falle, kein moralisches Versagen

Sucht ist die Abhängigkeit von einem Mittel, um Freude zu empfinden und Schmerz zu lindern, das mehr schadet als nützt, aber dennoch äußerst schwer aufzugeben ist. Die Worte »Sucht« und »Süchtiger« wecken eine Vielzahl negativer, beschämender Assoziationen.

Deshalb betrachte ich Sucht lieber als eine Falle, die Ihnen Ihre Gene und die Gesellschaft stellen. Wenn Sie sich von der Vorstellung befreien, dass Sucht ein moralisches Versagen oder eine Krankheit ist, schaffen Sie einen Rahmen, der Optimismus und Hoffnung zulässt. Beides sind Schlüsselelemente für jeden effektiven Plan, der Falle zu entkommen. Tatsächlich entspricht das »Fallenmodell« der Realität. Die meisten Menschen, die in die Falle tappen, beschreiben ihre erste Erfahrung mit der suchtauslösenden Substanz, als hätten sie endlich einen Weg aus dem Schmerz heraus und in ein Leben hinein gefunden, das sie genießen können. Wenn sie merken, dass diese Lösung nicht funktioniert, stecken sie bereits fest, als wären sie in Treibsand geraten. Bei der Behandlung von Sucht geht es daher vor allem darum, sich aus dem Treibsand zu befreien, und gleichzeitig andere Wege zu entdecken, um Freude zu empfinden und mit Schmerz umzugehen.

Merke

Willenskraft ist großartig, aber gegen die Macht der Gene und der Biologie kommt sie nicht an. Sich auf die Willenskraft zu verlassen ist, wie auf den Wunsch zu vertrauen, dass Träume wahr werden. Wünschen ist schön, aber Sie brauchen konkretere Hilfe, um Veränderungen herbeizuführen.

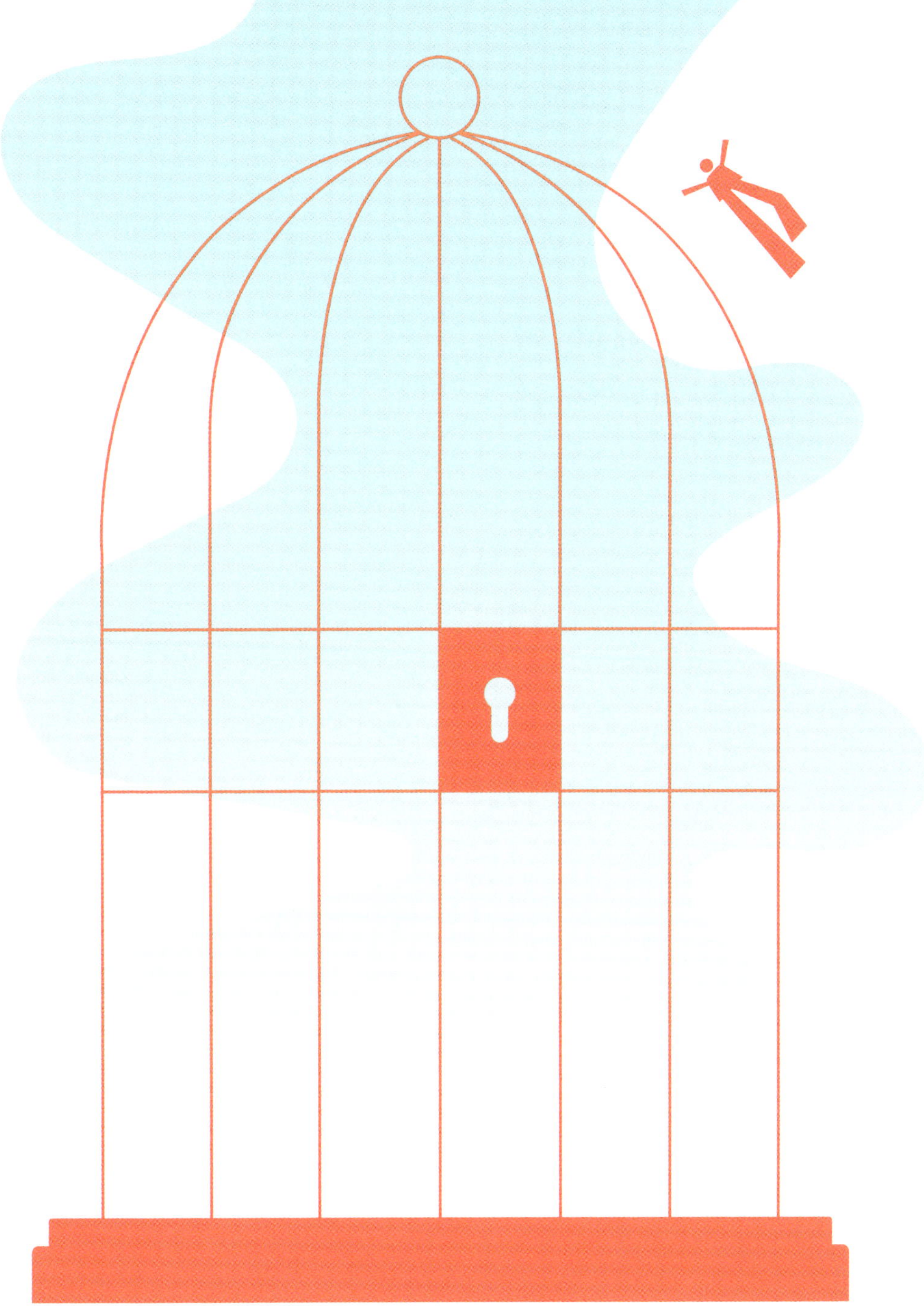

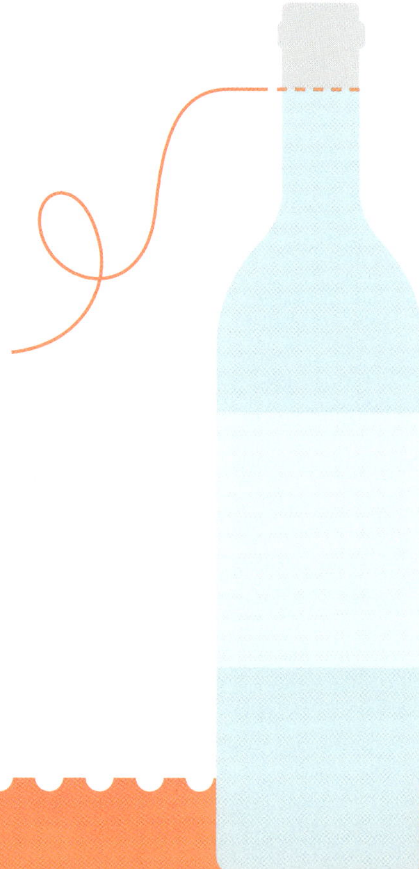

90 % der Suchtkranken suchen keine Hilfe.

Merke

Es ist eine traurige Tatsache, dass jedes Jahr 90 Prozent der Menschen, die eine Behandlung wegen einer substanzbezogenen Störung (SUD) benötigen, keine professionelle Hilfe in Anspruch nehmen. Dafür gibt es viele Gründe, die wichtigsten sind:

- **Scham und Stigmatisierung; Angst davor, jemandem von dem sich entwickelnden Problem zu erzählen.**
- **Unkenntnis, welche Hilfe verfügbar ist oder wie effektiv sie in den letzten Jahrzehnten geworden ist.**
- **Unkenntnis, wie oder wo die benötigte Hilfe zu bekommen ist.**

Freude empfinden und mit Schmerz umgehen

Bevor wir fortfahren, nehmen Sie sich etwas Zeit, um diese beiden Fragen zu beantworten:

1 **Was tun Sie, um Stress und Schmerz zu mindern?**

2 **Wie finden Sie Freude im Leben?**

Es ist äußerst wichtig, die Antworten auf diese Fragen zu kennen. Sie können Ihnen bei der Bewältigung Ihrer ADHS helfen und Ihnen zeigen, wie Sie ohne Gefahr Vergnügen und Freude im Leben finden.

Wenn Sie bereit sind, blättern Sie um und wir betrachten einige gängige Methoden, mit denen Menschen versuchen, mit ihren Emotionen klarzukommen.

5 schädliche Wege im Umgang mit Emotionen

Betrachten wir zunächst einige ungesunde Methoden, um Freude zu empfinden und Schmerz zu lindern.

1. **Drogen und Alkohol:** Meiner Meinung nach sind Freizeitdrogen und Alkohol die größte Gefahr für Menschen mit ADHS. Eine Sucht- oder Substanzgebrauchsstörung (SUD) kommt bei Menschen mit ADHS fünf- bis zehnmal häufiger vor als in der Allgemeinbevölkerung. Rund 80 Prozent beginnen im Alter zwischen 13 und 23 Jahren mit dem Konsum von Drogen und Alkohol. Warum ist dieses Zeitfenster von zehn Jahren so gefährlich? Nun, die meisten Teenager glauben, dass sie ewig leben, was sie bereit, ja sogar begierig macht, nahezu jedes Risiko einzugehen, solange es aufregend ist. Wenn dann noch ADHS dazukommt – denken Sie daran, Menschen mit ADHS lieben Risiken, weil sie stimulierend sind (siehe S. 62) –, sind diese jungen Menschen bereit, für ein Abenteuer ihr Leben zu riskieren.

Für Eltern von Jugendlichen mit ADHS habe ich hier einige Tipps, um zu verhindern, dass diese sich auf gefährliche Wege einlassen, um mit ihren Emotionen umzugehen:

- Klären Sie Ihr Kind immer wieder über die Risiken auf, aber halten Sie keine Moralpredigten.
- Seien Sie ein Vorbild im gemäßigten Umgang mit Alkohol und anderen Substanzen.
- Üben Sie im Rollenspiel, was zu tun ist, wenn auf Partys jemand Drogen und Alkohol anbietet.
- Schaffen Sie eine Kultur der Ehrlichkeit. Ihre Kinder müssen sich sicher fühlen, wenn sie Ihnen die Wahrheit sagen sollen.
- Reagieren Sie nicht mit Wut oder Ablehnung, wenn Ihr Kind übermäßigen Alkohol- oder Drogenkonsum gesteht. **Falls Sie es noch nicht wussten: Bei ADHS funktioniert Bestrafung nicht.**

2. **Verhaltenssüchte:** Am häufigsten sind Bildschirm-, Essens-, Konsum-, Sport-, Glücksspiel- und Sexsucht. Diese Art von Süchten wurde früher nicht ernst genommen, aber sie sind kein Scherz. Die gute Nachricht ist, dass es dagegen Hilfe gibt.

3. **Vermeidung:** Menschen mit ADHS nutzen Vermeidung als primäre Abwehr gegen Schmerz. Sie vermeiden Dinge, die sie verletzen könnten – etwa das Erlernen einer neuen Fähigkeit, einer neuen Sportart oder wie man jemanden zu einem Date einlädt – selbst wenn diese Dinge gut für sie sein könnten.

4. **Isolation:** Sich von anderen Menschen zurückzuziehen ist eine weitere gängige Methode, Schmerz zu vermeiden. Wir können Menschen sowohl durch Worte als auch durch Taten vergraulen.

5. **Abschreckung:** So unsympathisch wie möglich zu werden, hält die Leute fern. Wenn niemand in Ihre Nähe kommen will, kann Ihnen niemand etwas tun, stimmt's?

Der Schmerz des Lebens kann zu Sucht oder maladaptiven Verhaltensmustern führen. Versuchen Sie, gesunde Methoden zum Umgang mit Emotionen zu entwickeln.

80 % der Suchterkrankungen beginnen im Alter zwischen 13 und 23 Jahren.

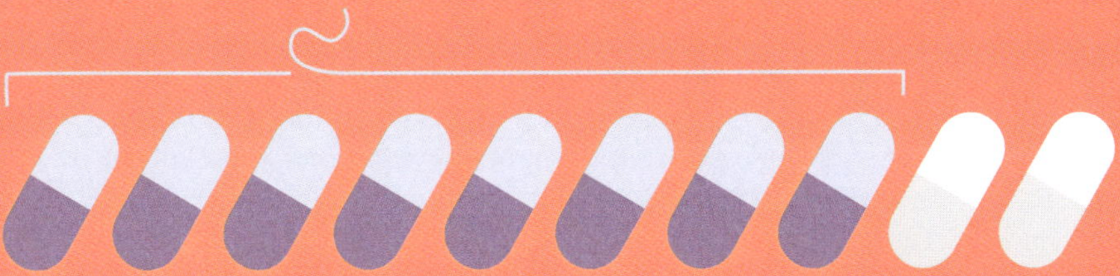

5 gesunde Wege im Umgang mit Emotionen

Schauen wir uns nun fünf wirksame und gesunde Methoden an, mit denen Sie negative Gefühle und Emotionen in den Griff bekommen können.

1. **Knüpfen Sie Beziehungen:** Dies ist bei Weitem die beste Methode. Beziehungen machen das Leben schön. Menschen sind soziale Wesen. In jeder Studie, die jemals zum Thema Glück durchgeführt wurde, stehen Beziehungen an erster Stelle. Jüngste Untersuchungen zum menschlichen Glück haben ergeben, dass die Verbindung zu anderen Menschen die wichtigste Variable ist, um dauerhafte Freude, Erfüllung und Gesundheit im Lauf eines Lebens vorherzusagen. Sie ist das beste Medikament, das es gibt (siehe S. 144).

2. **Sport:** Es ist eine erwiesene Tatsache, dass Sport die Stimmung hebt. Allerdings muss man sich meistens zuerst dazu aufraffen. Am leichtesten fällt dies, wenn Sie sich mit jemandem zusammentun. Finden Sie eine Sportgruppe, die Ihnen Spaß macht, sei es Spazierengehen, Wandern, Spinning oder Tanzen, und nehmen Sie sich vor, regelmäßig daran teilzunehmen.

3. **Finden Sie ein kreatives Ventil:** Wir Menschen mit ADHS brauchen Möglichkeiten, uns kreativ auszudrücken (siehe S. 174). Wenn wir diese Möglichkeit nicht haben, werden wir depressiv. Die meisten Fachleute auf diesem Gebiet wissen das nicht. Der Grund dafür ist, dass es darüber keine wissenschaftliche Literatur gibt, weil dieses Thema bisher noch nicht untersucht wurde. Dennoch habe ich es mein ganzes Leben lang an mir selbst und auch an meinen Patientinnen und Patienten studiert. **Einer der effektivsten Ratschläge, die ich Menschen mit ADHS geben kann, ist, eine kreative Ausdrucksweise zu finden.** Wer meinen Rat befolgt, erlebt ausnahmslos einen Quantensprung in seiner grundsätzlichen Lebensfreude. Finden Sie eine kreative Möglichkeit, die zu Ihnen passt – Zeichnen, Schnitzen, Stricken oder Schreiben von Kurzgeschichten – und tun Sie dies regelmäßig.

4. **Achten Sie auf ausreichend Schlaf:** »Ausreichend« Schlaf bedeutet mit ziemlicher Sicherheit mehr Schlaf, als Sie gerade bekommen. Unser ADHS-Gehirn ist so quirlig, dass wir es hassen, alle Reize zu ignorieren und einzuschlafen. Aber auch im Schlaf schaltet das Gehirn nicht ab. Sie träumen und – was noch wichtiger ist – sobald Sie einschlafen, kommt im Gehirn eine Aufräumaktion in Gang. Eine ganze Truppe der besten Neuronen unseres Gehirns krempelt die Ärmel hoch und macht sich an die Arbeit, um die Unordnung zu beseitigen, die Sie im Wachzustand angerichtet haben. Allerdings kann das Reinigungsteam nicht mit der Arbeit beginnen, bis das Wachzentrum geschlossen ist, daher ist Schlaf unerlässlich. Ratschläge zur Verbesserung Ihrer Schlafqualität finden Sie auf Seite 193.

5. **Holen Sie sich einen Hund:** Sie lachen vielleicht, aber ich meine es ernst. Ich weiß, dass das nicht für jeden eine Lösung ist – sei es aus Platzgründen oder wegen Allergien – und ich weiß auch, wie weh es tut, wenn ein geliebtes Haustier stirbt, aber tatsächlich gibt es nichts Besseres als einen Hund, wenn es um reine, unverfälschte Liebe geht. Wenn Sie selbst keinen Hund halten können, besuchen Sie Freunde mit einem Hund, bieten Sie an, mit dem Hund eines Nachbarn spazieren zu gehen, oder fragen Sie im Tierheim nach einem Gassi-Geh-Programm.

Diese Methoden im Hinterkopf zu behalten und eigene Methoden zu entwickeln, wird Ihnen im Leben helfen, was auch immer Ihre Probleme sein mögen.

Das Belohungsmangelsyndrom (RDS)

Menschen mit ADHS werden mit einem zu niedrig eingestellten Glücksregulator geboren. Das bedeutet, dass sie auf außergewöhnliche Mittel zurückgreifen müssen, um gewöhnliche Freude zu empfinden. Dies ist ein äußerst wichtiger Punkt (von dem die meisten Menschen noch nie gehört haben), also lassen Sie mich ihn näher erläutern.

Die meisten Menschen leben in einem Zustand relativer Zufriedenheit. Sie wachen morgens auf und ihre Stimmung ist positiv, wie bei einem Thermostat, der genau richtig eingestellt ist. Ihre Stimmung ist nicht unbedingt fröhlich, aber dennoch ziemlich gut.

Im Gegensatz dazu wachen Menschen mit ADHS morgens mit dem emotionalen Äquivalent von Kälte auf. Mit anderen Worten: Ihr emotionaler Thermostat ist zu niedrig eingestellt. Sie müssen sich anstrengen und einiges dafür tun, damit ihr Glücksregulator die Temperatur erreicht, die bei den meisten Menschen sozusagen Standardmodus ist.

Mein Tipp für Sie

»Pingen« ist mein Wort für das Erleben eines kurzen Moments der Freude, wie das Zwitschern der Vögel zu hören oder frisch gebrühten Kaffee zu trinken. Wir, die wir ADHS haben, lassen diese Momente oft unbemerkt verstreichen. Eine Möglichkeit, sie bewusst zur Kenntnis zu nehmen und zu bewahren, ist, dabei ein kleines Lied zu singen – und so den Moment festzuhalten und sich daran zu erinnern.

Menschen mit ADHS müssen jeden Tag Wege finden, um ihre Stimmung zu heben, um ihren emotionalen Zustand aus der Tristesse in einen Zustand der Zufriedenheit und Freude zu verwandeln. Das ist eine tägliche Aufgabe, denn ihre Stimmung ist im Ruhezustand einfach zu niedrig eingestellt.

Der Pharmakologe Kenneth Blum entwickelte diese Theorie und nannte sie Belohnungsmangelsyndrom (Reward Deficiency Syndrome). Es basiert auf einem genetischen Unterschied im Dopamin-D2-Rezeptor. Blum hat dazu einen Test entwickelt und schlägt auch eine Behandlung vor, die auf der Einnahme von Mikronährstoffen basiert. Seine Theorie erklärt die starke genetische Komponente aller Süchte, substanzbezogener Störungen und Zwänge.

Unterm Strich bedeutet das, wir haben nicht alle von Geburt an die gleiche Ausganposition, was den Umgang mit Dopamin betrifft (siehe S. 134).

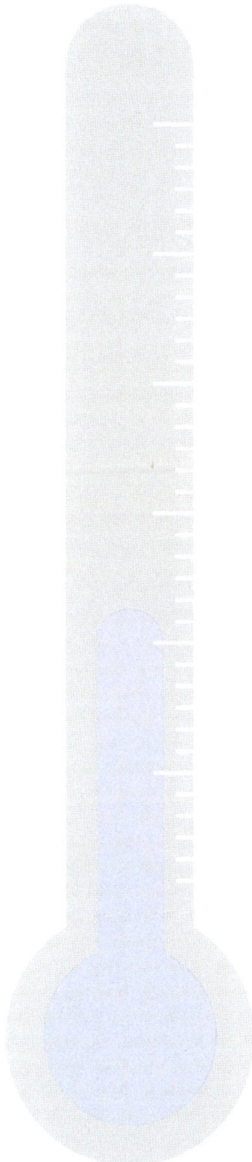

Dopamin: Das magische Molekül

Dopamin wird oft als »Wohlfühlhormon« bezeichnet. Es ist ein Botenstoff, der eine wichtige Rolle im Belohnungssystem des Gehirns spielt.

Im Wesentlichen geht es bei unserer Suche nach Vergnügen um die Freisetzung von Dopamin in unsere Synapsen, den Verbindungen zwischen Nervenzellen in unserem Gehirn. Dopamin erzeugt das Gefühl, das wir Vergnügen nennen.

Die Probleme entstehen, wenn wir von dem Lustgefühl, das Dopamin auslöst, einfach nicht genug bekommen können und immer mehr brauchen. Hier beginnt die Sucht-/Substanzstörung (SUD). Sucht geht weit über chemische Substanzen hinaus. Sie umfasst auch ein breites Spektrum an Verhaltensweisen, wie Essen, Einkaufen, Sport, Sex, Glücksspiel, die Suche nach Nervenkitzel – im Grunde jede Aktivität, die Sie gerne einschränken würden, es aber nicht können.

Es gibt nur wenige Themen im Bereich der psychischen Gesundheit, die so komplex sind wie die Falle, eine Droge oder Aktivität nicht aufgeben zu können, wenn man sie einmal probiert hat. Dabei spielt eine Vielzahl von Faktoren eine Rolle, von der Familiengeschichte über die Erziehung, vom frühen Kontakt mit Substanzen, der Nachbarschaft, in der Sie leben, bis hin zum Vorhandensein oder Nichtvorhandensein eines Traumas. Der eigentliche Star der Show ist jedoch das Dopamin.

Eine Sucht lässt sich so definieren: Jede Substanz, Aktivität oder Beziehung, die Sie gerne einschränken würden, es aber trotz ernsthafter Bemühungen nicht können.

Eine andere Definition ist: Jede Substanz, Aktivität oder Beziehung, die, wenn sie keinen Zugriff darauf haben, zu Entzugssymptomen führt wie unaufhörliches Verlangen, Fieber, erhöhter Herzschlag und Blutdruck, schneller oder flacher Atmung, Angstgefühlen, Unruhe, Juckreiz, Reizbarkeit, Schlaflosigkeit und ein allgemeines starkes Krankheitsgefühl.

Die grausame und teuflische Ironie dieser Falle besteht darin, dass das, was im Paradies beginnt, in der Hölle endet.

Als das sadistischste Lockmittel aller Zeiten verliert das magische Molekül Dopamin mit der Zeit seine Kraft. Was anfangs wie die Tür zum Glück erschien, die Antwort auf alle Gebete, die Eintrittskarte in ein schönes Leben – es verschwindet.

Dennoch haben Sie das körperliche Bedürfnis, die Substanz weiter zu konsumieren oder die Aktivität fortzusetzen, aber jetzt erhalten Sie keine Belohnung mehr in Form von Dopamin. Sie müssen jedoch weitermachen, um die Qualen zu vermeiden, die ein Entzug auslösen würde.

Sie sehen also, die Art, wie Sie Vergnügen empfinden, ist wichtiger als das Vergnügen selbst. Sie müssen auf Ihr Dopamin achten, damit es auf Sie achtet.

Ihr Aktionsplan

Hier ist mein Sieben-Schritte-Plan, der Ihnen hilft, der Suchtfalle zu entkommen.

1. Erhalten Sie eine umfassende Diagnose

Wenn ADHS zusammen mit einer Sucht auftritt, gehen damit in der Regel auch andere Erkrankungen einher. Oft tritt in dieser Mischung eine Angststörung auf, zusammen mit Depressionen, vielleicht einer traumatischen Vorgeschichte oder einer posttraumatischen Belastungsstörung (PTBS) sowie einer Zurückweisungsempfindlichkeit (RSD), ein Zustand, in dem eine Person auf die geringste Ablehnung oder Enttäuschung überreagiert. Arbeiten Sie mit Fachpersonal zusammen, um eine genaue und umfassende Diagnose zu erhalten.

2. Machen Sie einen Plan

Sobald Sie eine Diagnose haben, müssen Sie einen Plan entwickeln. Die besten Wege, um der Falle zu entkommen, sind auch die kostengünstigsten und sie erfordern keinen Aufenthalt in Kliniken oder anderen Einrichtungen. Es ist besser, wenn Sie in Ihrer Umgebung bleiben, während Sie – mithilfe von sorgfältig ausgewählten Fachleuten – andere Wege finden, sich zu vergnügen und Schmerz zu lindern, als mit Drogen oder zwanghaften Aktivitäten.

Denken Sie an die gesunden Wege, um Freude zu empfinden und Schmerz zu lindern, die Sie am Anfang in diesem Kapitel kennengelernt haben, und versuchen Sie, Schlaf, Bewegung, Ernährung, Meditation und positive soziale Beziehungen in Ihren Plan einzubeziehen (siehe S. 142–161 und S. 184–203).

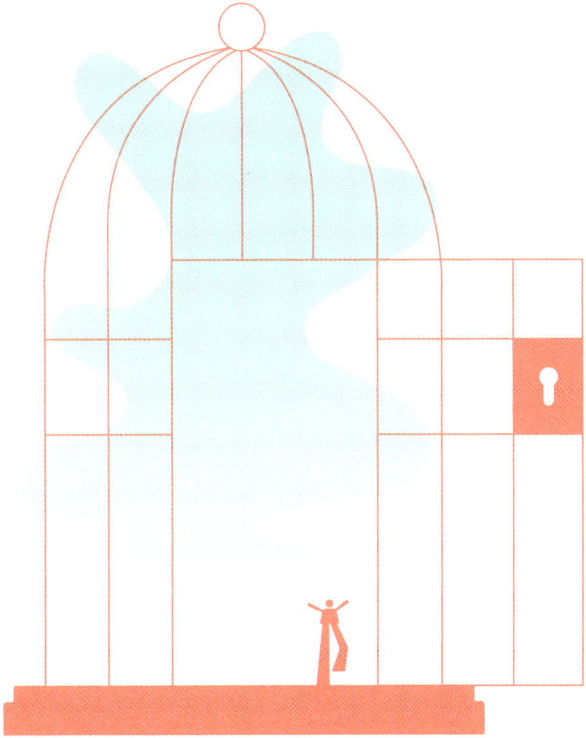

Merke

Methoden, die nicht funktionieren und nicht Teil Ihres Plans sein sollten, sind:

- Vorträge und Ermahnungen, die Ihnen sagen, Sie sollen aufhören Ihr Leben zu verschwenden und zu ruinieren.
- Scham- und Schuldgefühle wegen des Leids, das Sie Ihrer Familie, Freunden, der Gemeinschaft und anderen zufügen.
- Unerprobte Wege und Methoden, die gerade in Mode sind.
- Reha-Aufenthalte mit unzureichender Nachsorge.

3. Streben Sie nach Mitgefühl und Optimismus, lehnen Sie Scham und Stigmatisierung ab

Wenn Sie aus der Suchtfalle herauskommen wollen, ist es wichtig, sich verstanden und nicht verurteilt zu fühlen. Es gibt viele Dinge, die Ihnen Freude bereiten und Ihren Schmerz lindern können, aber sie alle beginnen damit, dass Sie sich wertgeschätzt und optimistisch fühlen. Der bei Weitem beste Weg, sich von der Scham zu befreien, besteht darin, mit jemandem in Kontakt zu treten, der das schon einmal durchgemacht hat.

Eine sinnvolle Bildung (der nächste Schritt) kann erst beginnen, wenn Scham- und Stigmatisierungsgefühle beseitigt sind und eine optimistische Grundstimmung herrscht.

Sie müssen sich selbst kennen, bevor Sie sich selbst lieben können – Sie müssen genau wissen, wen und was Sie da lieben.

4. Bilden Sie sich weiter

Je besser Sie verstehen, was in Ihnen vorgeht, desto einfacher und schneller können Sie diese Anteile von sich selbst annehmen. Bedeutet das, dass Sie die ruinösen Gewohnheiten, die Sie entwickelt haben, akzeptieren sollen? Ist es möglich, die Person zu akzeptieren, die in die Suchtfalle getappt ist, nämlich Sie selbst? Ja, denn wenn Sie erst die Vorgänge in Ihrem Inneren verstehen, werden Sie auch die positiven Seiten von ADHS erkennen, nicht nur die negativen. Dieses gesamte Buch ist eine Übung zum Erlernen des Umgangs mit ADHS.

5. Finden Sie einen ADHS-Coach, der oder die den gesamten Prozess überwacht und sich regelmäßig mit Ihnen trifft

Dieser Schritt ist der Grundstein Ihrer Behandlung. Diese Person wird Ihr Ratgeber, Ihre Vertraute, Ihr Ansprechpartner sein, was auch immer passieren mag. Sie organisieren und kommunizieren mit den anderen an Ihrer Behandlung beteiligten Personen, z. B. einer Psychologin, wenn Tests erforderlich sind, oder einem Arzt, wenn Medikamente eingesetzt werden sollen.
Ihr ADHS-Coach kümmert sich um die Verbesserung Ihrer exekutiven Funktionen (siehe S. 94) oder verweist Sie an andere Fachleute, die Ihnen beim Erlernen dieser Fähigkeiten helfen sollen.

Vereinbaren Sie Termine mit Ihrem Behandlungsteam, so oft es die Situation erfordert. Der Erfolg hängt in hohem Maße von der Qualität der Verbindung ab, die Sie mit dem Team aufbauen.

Merke

Viele gute Dinge im Leben beginnen mit einer Verbindung und viele schlechte mit Isolation.

6. Setzen Sie sich sowohl mit der ADHS als auch der ungesunden Art auseinander, wie Sie Vergnügen suchen und mit Schmerzen umgehen

Entgegen der landläufigen Meinung ist es in Ordnung und sogar angezeigt, stimulierende Medikamente auszuprobieren. Es besteht eine gute Chance, dass stimulierende Medikamente sowohl bei ADHS als auch bei den schlechten Gewohnheiten helfen. Weitere Informationen zu ADHS-Medikamenten finden Sie in Kapitel 13: Medikamente, S. 204–213.

7. Medikamentengestützte Suchtbehandlung

Zwölf-Schritte-Programme wie die Anonymen Alkoholiker und die Narcotics Anonymous retten Leben, aber ihre Erfolgsquote, wenn man Erfolg als Nüchternheit nach einem Jahr definiert, beträgt nur 15 Prozent. Mit dem Aufkommen der medikamentengestützten Behandlung (MAT) ist die Erfolgsquote jedoch mittlerweile auf rund 70 Prozent gestiegen. Ihr Arzt oder Ihre Ärztin kann Ihnen das Spektrum der verfügbaren Medikamente erläutern.

Mein Tipp für Sie

Durch die Einnahme stimulierender Medikamente wird das Suchtrisiko drastisch reduziert. ADHS-Medikamente sind keine Einstiegsdrogen. Sie öffnen dem Missbrauch nicht das Tor, sondern helfen, es zu schließen.

Freiheit finden

Meine wichtigste Botschaft ist diese: Die Macht sozialer Kontakte, kombiniert mit den jüngsten Fortschritten in der Wissenschaft, kann Sie aus der Falle befreien, in die Sie getappt sind, und Ihre Gesundheit wiederherstellen. Sie benötigen dazu jedoch die passende Hilfe. Suchen Sie sich daher unbedingt Fachleute, die sich mit der aktuellen Forschung auskennen.

Neben der Wissenschaft ist Liebe die wirksamste Therapie, die wir kennen. Sie hilft nicht nur bei der Genesung, sondern eröffnet die Möglichkeit für ein neues Leben, eine zweite Chance. In einem Kraftfeld anhaltend positiver Energie werden Wunder nicht selten zur Routine.

Kapitel 9

LIEBE UND BEZIEHUNGEN

Dieses Thema ist bei ADHS besonders relevant, da die meisten Menschen mit ADHS Probleme mit zwischenmenschlichen Beziehungen und Liebe haben. Ich spreche nicht nur von romantischer Liebe, obwohl sie auf jeden Fall wichtig ist. Ich meine auch Liebe zur Familie, Freundschaften, leidenschaftlichen Interessen und Hobbys, Liebe zur Arbeit, Liebe zum Leben – Liebe aller Art. Sobald Sie Liebe bekommen und Liebe geben, folgt alles andere.

In diesem Kapitel erkläre ich, wie Beziehungen als Grundlage für alles im Leben dienen, was wirklich wichtig ist. Ich ermutige Sie, sich verletzlich zu machen und sich der Liebe zu öffnen, und ich erkunde einige der häufigsten Beziehungsprobleme für Menschen mit ADHS.

Zwischenmenschliche Beziehungen

Zwischenmenschliche Beziehungen sind die Kraft, die den größten Unterschied im Leben eines Menschen bewirken kann. Der überzeugendste Beweis hierfür stammt aus der Harvard Studie zur Entwicklung Erwachsener. Die Studie begann 1938 mit einer Kohorte männlicher Studenten und wurde dann auf Frauen und Menschen aus verschiedenen sozioökonomischen Schichten sowie die Nachkommen der Teilnehmer ausgeweitet.

Merke

Die Verbindung zu unseren Mitmenschen ist die stärkste Kraft für das Gute in der Welt. Manche Leute nennen sie Liebe.

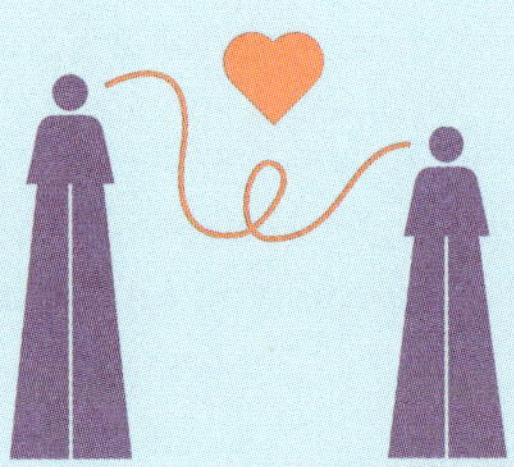

Die Forschenden verfolgten jede erdenkliche Variable im Leben der Probanden und interviewten diese persönlich. Es handelt sich um die längste und umfassendste Langzeitstudie zu Glück und Wohlbefinden, die jemals durchgeführt wurde.

Als der Psychiater George Vaillant, ein leitender Forscher, gefragt wurde, was laut der Studie die wichtigste Variable sei, die dauerhafte Freude, Erfüllung und Gesundheit im Leben vorhersagt, hätte seine Antwort nicht prägnanter sein können:

»Glück ist Liebe. Punkt.«

Die Qualität und Tiefe Ihrer Beziehungen bestimmen mehr als jeder andere Faktor, welche Art von Leben Sie führen. Das sind wirklich gute Nachrichten, denn tiefe, liebevolle Verbindungen sind kostenlos und für jeden zugänglich – und wenn wir sie richtig verwalten, machen sie (normalerweise) eine Menge Spaß.

Erzähle ich Ihnen gerade, dass das Geheimnis eines langen, glücklichen Lebens kostenlos, leicht verfügbar und unterhaltsam ist? Ja. Es ist eine erwiesene Tatsache. Beziehungen Priorität einzuräumen und jeden Tag zu pflegen, ist wirklich der beste Schritt, den wir unternehmen können, um das Leben so schön wie möglich zu machen.

Die Gefahren sozialer Isolation

Isolation hingegen ist ungesund. Einsamkeit und soziale Isolation sind ebenso schädlich wie Zigarettenrauchen oder schwerer Alkoholmissbrauch. Die US-amerikanische Gesundheitsbehörde bezeichnet Einsamkeit als das größte medizinische Problem des Landes. **Ein medizinisches, kein psychiatrisches Problem.** Depressionen, die oft auf Einsamkeit zurückzuführen sind, gelten als eine der Hauptursachen für verlorene Arbeitstage und ein erschwerender Faktor bei vielen chronischen Erkrankungen.

Soziale Isolation kann sogar tödlich sein. Die Epidemiologin Lisa Berkman hat dies vor Jahrzehnten in wegweisenden Studien gezeigt, die soziale Isolation mit frühem Tod in Verbindung brachten. Die Studien ergaben, dass bei Menschen mit starken sozialen Bindungen das Risiko eines frühen Todes dreimal niedriger ist als bei Menschen, die weniger Bindungen zu anderen haben. Berkman bewies, dass Einsamkeit genauso schädlich sein kann wie Rauchen, übermäßiger Alkoholkonsum oder Autofahren ohne Sicherheitsgurt. Inzwischen wurden Berkmans Ergebnisse in über einem Dutzend Studien auf der ganzen Welt wiederholt.

Tatsächlich ergab eine Studie aus dem Jahr 2015 über Einsamkeit und soziale Isolation als Risikofaktoren für Sterblichkeit, dass Einsamkeit die Wahrscheinlichkeit eines frühen Todes um 26 Prozent erhöht.

Einsamkeit erhöht die Wahrscheinlichkeit eines frühen Todes um 26 %.

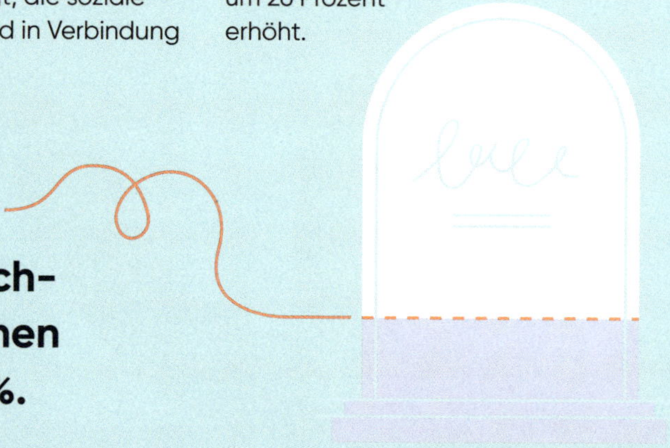

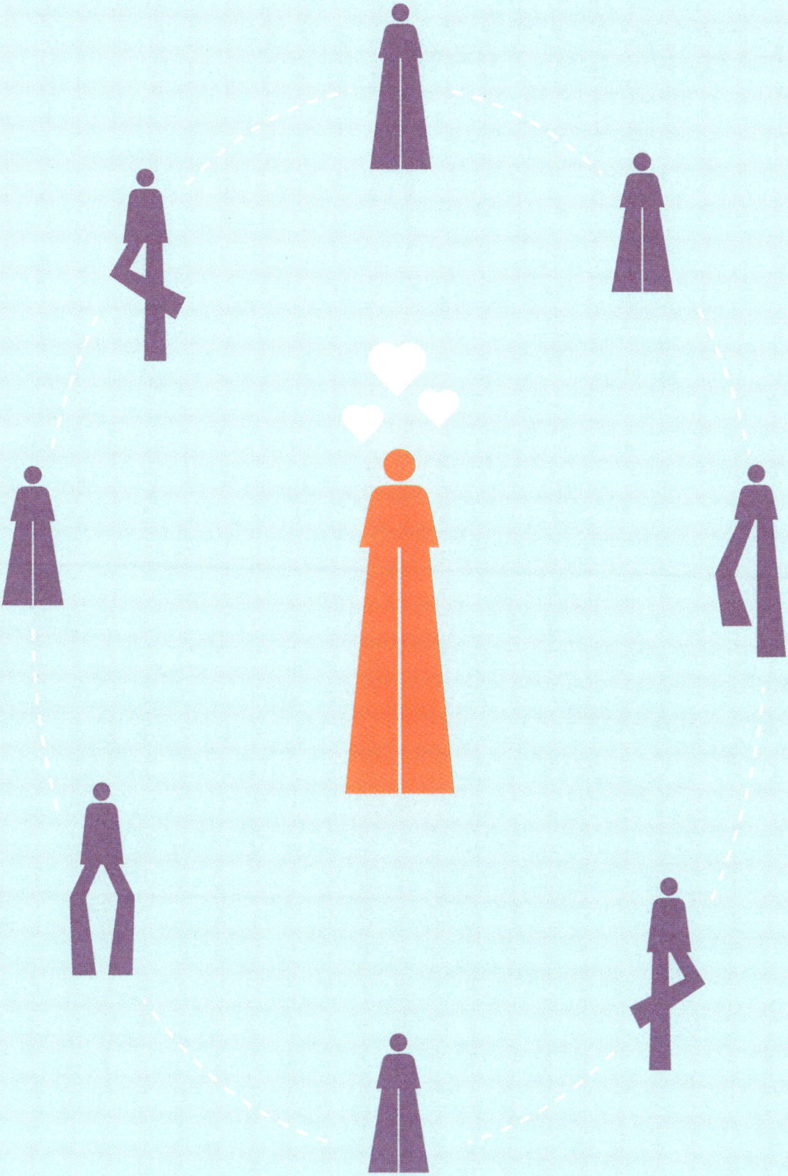

Finden Sie Ihre Liebe

Kürzlich hielt ich vor der Schülerschaft meiner ehemaligen Schule einen Vortrag. Viele der Schüler an meiner alten Schule – und an Schulen überall – hoffen, so wie die meisten ihrer Eltern auch, dass sie die Zulassung zu einem Hochschulstudium erhalten. In meiner Rede legte ich jedoch eine völlig andere, weitaus vernünftigere und evidenzbasiertere Sichtweise dar. Ich erzählte den Schülern, dass die extreme Fokussierung darauf, ein Studium beginnen zu können, sie vom wichtigsten Zweck ihrer Ausbildung abbringen würde, nämlich sich zu verlieben.

Ich ermutigte sie, ihre Schulzeit dazu zu nutzen, sich zu verlieben – in ein Fach, ein Buch, ein Musikinstrument, einen Traum, eine Philosophie. Die Bedeutung einer Bestnote wird mit der Zeit schwinden, aber sich leidenschaftlich in ein Thema wie Chemie zu verlieben, kann ein Leben lang anhalten. Wenn sie sich verlieben und diese Liebe im Lauf der Zeit vertiefen, sind sie für das Leben gut gerüstet. Das Prestige, eine Universität besucht zu haben, spielt keine Rolle im Vergleich zu den lebenslangen Schätzen, die das Verlieben mit sich bringt.

Das ist eine wichtige Botschaft für alle. Doch sie ist besonders wichtig für Menschen mit ADHS, da ihre Noten oft nicht dazu führen, dass sie einen Hochschulabschluss erreichen, was ihnen oft das Gefühl gibt, zweitklassig zu sein. Die gute Nachricht ist, dass es auf lange Sicht keine Rolle spielt, ob und wo Sie studiert haben. Wichtig ist die Einstellungen und Fähigkeiten zu entwickeln, die für Erfolg und Erfüllung erforderlich sind.

Was meine ich mit Liebe?

Liebe ist die ultimative Intensivierung der positiven Wertschätzung für eine Person, einen Ort, ein Objekt, eine Idee, eine Mission, eine Aktivität, eine Hoffnung, einen Traum, ja einfach für alles.

Liebe ist das Werk der Fantasie. Da Vorstellungskraft das größte Kapital ist, das wir Menschen mit ADHS besitzen, können wir durchstarten, wenn es um Liebe geht. In der Liebe leistet die Fantasie ihre kreativste Arbeit. Liebe betrachtet das, was die meisten Menschen Realität nennen. Sie stellt sich eine bessere Version davon vor und erweckt diese Version dann zum Leben.

Ich lege großen Wert auf das L-Wort, weil ich unmissverständlich betonen möchte, dass Liebe wichtiger ist als alles andere. Sie sollten keinesfalls darauf warten, dass sie passiert. Holen Sie sich jetzt Liebe. Wie? Indem Sie sich umsehen.

Hindernisse für die Liebe

Zu viele Menschen halten sich von der Liebe fern, insbesondere Menschen mit ADHS.

Sie halten sich aus Angst zurück, weil sie nicht dumm, bedürftig, kitschig, sentimental oder, noch schlimmer, uncool wirken wollen. Um dieser Tendenz entgegenzuwirken, kleben Sie einen Zettel mit diesem Satz an Ihren Badezimmerspiegel: »Halte dich nicht aus Angst vor dem Leben fern.« Der beste Teil von Ihnen möchte es versuchen, egal wie schwierig es auch sein mag. Solange Sie Unterstützung haben – auch hier sind Beziehungen von größter Bedeutung – können Sie jede Enttäuschung und jeden Rückschlag verkraften. Wie das bekannte Sprichwort sagt: »Es ist besser, geliebt und verloren zu haben, als nie geliebt zu haben.« Sie wollen sicher nicht am Ende Ihres Lebens all die Dinge bereuen, die Sie nie getan haben. Sie möchten nicht, dass Ihre letzten Worte lauten: »Hätte ich nur …«.

Merke

Sie verfehlen 100 % der Schüsse, die Sie nicht machen.

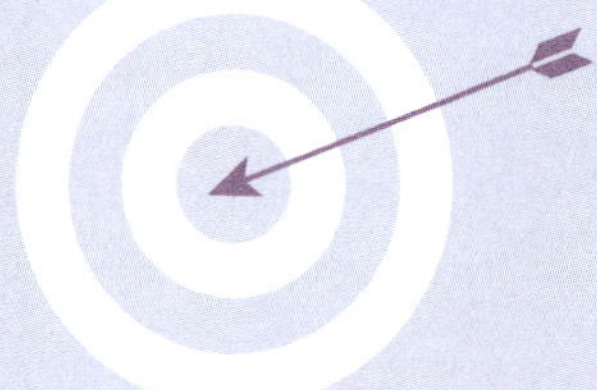

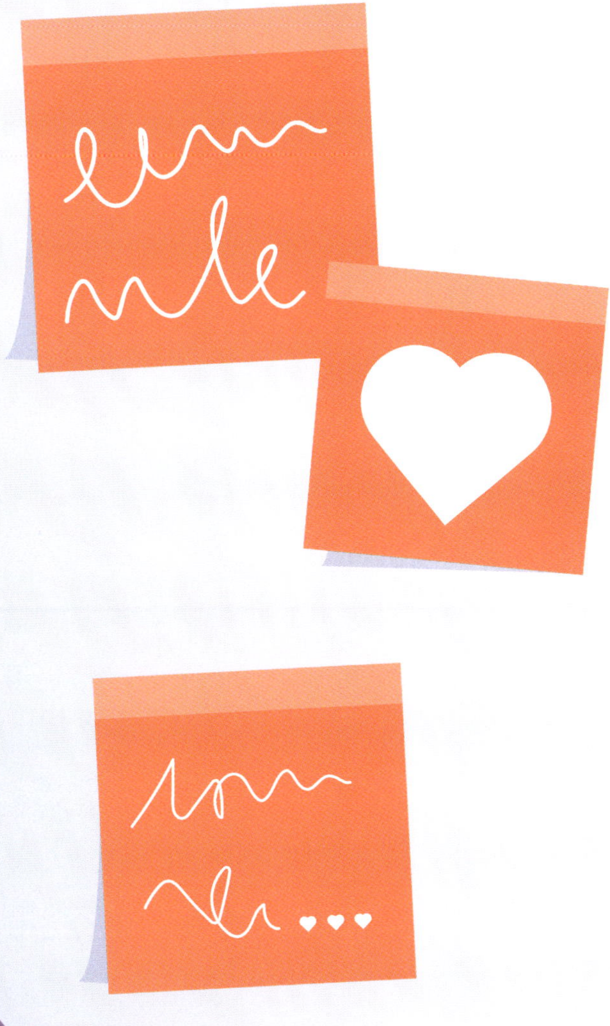

Öffnen Sie sich für alle Arten von Liebe

Wenn Sie an ADHS leiden, haben Sie wahrscheinlich einen Großteil Ihrer Kindheit damit verbracht, Mauern um sich herum aufzubauen und zu lernen, wie Sie Ihr wahres Selbst verbergen oder sogar abschalten können, um den Urteilen und Ablehnungen Ihrer Umwelt zu entgehen.

Im Lauf der Zeit haben Sie sich eine Rüstung gebaut, die Ihnen gute Dienste leistet. Jetzt macht es diese Rüstung den Menschen jedoch schwer, Sie kennenzulernen, geschweige denn, Sie zu lieben. Und sie ist einem auch im Weg, wenn man selbst jemanden lieben möchte. Stellen Sie sich vor, wie es wäre, eine Person zu küssen – oder von ihr geküsst zu werden –, die eine komplette Rüstung trägt. Diese Vorstellung ist nicht angenehm.

Um Liebe zu finden, müssen Sie sich verletzlich machen. Sie müssen Ihre Rüstung ablegen und sich der Welt öffnen. Sie müssen sich für Freundschaften, Romantik und leidenschaftliche Interessen öffnen, ganz zu schweigen von der Liebe zu der Person, die Sie am schlechtesten behandeln und am wenigsten zu lieben scheinen: sich selbst.

Mit der Zeit kann Ihre Liebe den schönsten Garten erschaffen, den man sich vorstellen kann. Ein Garten voll der vielen Verbindungen, die Ihnen am Herzen liegen. Diese Verbindungen können alle Arten von Lieben umfassen – die Liebe zu Personen, zu Tieren, zur Natur, zu Ideen; die Liebe zu jeder Art von Kunst, die Sie anspricht, zu einem mathematischen Beweis, zum Radfahren und vieles mehr. Ich denke, Sie verstehen, was ich meine.

Es gibt unendlich viele Möglichkeiten, Liebe zu geben und zu empfangen. Ich hoffe, dass Sie ihr eine Chance geben.

Die richtige Bezugsperson finden

Eine erfüllende Lebenspartnerschaft oder Ehe kann enorm zu einem glücklichen Leben beitragen. Dies ist besonders wichtig für Menschen mit ADHS, da sie bei der Partnerwahl oft falsche Entscheidungen treffen.

Die richtige Bezugsperson zu finden bedeutet, eine Person zu haben, die man liebt und die diese Liebe auch erwidert. Das klingt einfach, oder? Leider fällt dies vielen schwer, insbesondere Menschen mit ADHS.

ADHS-Menschen neigen zum Beispiel dazu, sich in Personen zu verlieben, die eher kritisch, tadelnd, kontrollierend und strafend sind. Sie denken, sie brauchen eine Person mit solchen Eigenschaften, um im Leben besser zurechtzukommen. Niemand hat ihnen jemals gesagt, dass sie liebenswert sind, so wie sie sind, und dass sie keinesfalls getadelt, kritisiert, kontrolliert oder gar bestraft werden müssen.

Häufig suchen sie sich aber auch Personen aus, deren Leben eine einzige Katastrophe ist. Warum? Weil Menschen, die ein chaotisches Leben führen, anregend sind, und wir ADHS-Menschen uns nach intensiver Stimulation sehnen. Dazu kommt noch, dass wir uns als geborene »Retter« (siehe S. 61) über die Gelegenheit freuen, jemandem helfen zu können.

Tatsächlich ist es aber viel besser, sich in eine Person zu verlieben, die einen so liebt, wie man ist. Die stabil, aber nicht langweilig ist. Wenn Sie sich in einem dieser beiden Beispiele wiedererkennen, suchen sie psychologische Unterstützung, um sich von destruktiven Beziehungsmustern zu befreien.

Praktische Lösungen für Beziehungsprobleme

Werfen wir einen Blick auf einige der häufigsten Ursachen, warum Paare mit ADHS (bei einem oder beiden Partnern) in Schwierigkeiten geraten, und wie Sie solche Probleme lösen können.

Merke

Wahre Verbindung bedeutet, die Realität der anderen Person genau zu kennen.

Unverständnis

»Du verstehst mich einfach nicht«. Das Gefühl, missverstanden zu werden, ist das häufigste Problem, das ADHS-Menschen in einer Beziehung haben und es kann schlimmstenfalls der Grund für eine Trennung sein.

Um die Beziehung zu retten, müssen beide Partner das Problem ernst nehmen. Sie sollten sich gegenseitig genau erklären, wer sie sind und worum es in ihrer inneren Realität geht. Diese Erklärungen müssen so klar sein, dass sie die innere Realität des anderen verstehen und auch erkennen können, wie sehr sie sich von ihrer eigenen inneren Realität unterscheidet.

Irrtümer

Wenn einer der Partner ADHS nicht versteht, kann das dazu führen, dass er oder sie der Person mit ADHS die Schuld für ihre Vergesslichkeit, Verspätung und andere Fälle schlechter exekutiver Funktionsweisen gibt (siehe S. 70), obwohl sie ja nichts dafür kann. Eine Lösung besteht darin, zu erkennen, dass solche Fehler unabsichtlich passieren. Schließlich hat ADHS seine Wurzeln in der Neurologie und nicht in der Psychologie. Dieses Wissen kann Beziehungen retten.

ADHS ist niemals eine Entschuldigung dafür, keine Verantwortung zu übernehmen, aber es ist eine plausible Erklärung, warum Fehler passieren. Sobald die Person ohne ADHS versteht, dass ihr Partner oder ihre Partnerin nicht absichtlich zu spät kommt, Geburtstage nicht absichtlich vergisst, Aufgaben unbeabsichtigt nicht erledigt, kann sie aufhören, dies persönlich zu nehmen und dadurch auch leichter verzeihen.

Ja, die zugrunde liegenden Probleme sind nach wie vor da und müssen behoben werden. Wenn die Person ohne ADHS jedoch aufhört, alle Fehler persönlich zu nehmen, kann das Paar gemeinsam daran arbeiten, kreative Lösungen für die Probleme in ihrer Beziehung zu finden.

Streit und Missverständnisse

Wenn es um Kommunikation geht, kann es oft einen enormen Unterschied zwischen der Absicht einer Bemerkung und ihrer Wirkung geben. Menschen mit ADHS neigen besonders dazu, die Wirkungen dessen zu übersehen, was sie gesagt oder getan haben, solange ihre Absicht positiv war.

Wenn die Wirkung Ihrer Worte oder Taten völlig im Widerspruch zur Absicht steht, sollten Sie darauf verzichten, Ihrem Gegenüber das Recht abzusprechen, verärgert zu sein, da Sie es ja nur gut gemeint hatten. Erklären Sie ihm lieber, wie unterschiedlich Ihre Absicht von der Wirkung Ihrer Worte oder Taten war. Das ist keine Haarspalterei. Die Trennung von Absicht und Wirkung kann langwierige, erbitterte Auseinandersetzungen verhindern und Beziehungen vor fatalen Missverständnissen bewahren.

Unehrlichkeit

Ein weiteres häufiges Beziehungsproblem ist Unehrlichkeit. Wenn wir Menschen mit ADHS uns ertappt fühlen, kann unsere erste Reaktion darin bestehen, in Panik zu geraten und zu lügen, obwohl wir wissen, dass die Wahrheit ans Licht kommen wird.

In einem solchen Fall sollten Sie vermeiden, das Problem durch eine unaufrichtige Entschuldigung oder einen herablassenden Ausdruck wie »Es tut mir leid, dass du so denkst« zu verschlimmern, was nur Öl ins Feuer gießt. Übernehmen Sie stattdessen Verantwortung und sagen Sie Ihrem Gegenüber, dass Sie daran arbeiten werden, die Angewohnheit des Lügens aufzugeben. Erklären Sie, dass Ihre Lügen nicht aus Bösartigkeit, sondern aus Verzweiflung geboren sind, und dass Sie verstehen, dass dies keine Entschuldigung für Ihr Verhalten ist. Das hilft hoffentlich Ihrem Partner dabei, die Sache nicht so negativ zu sehen.

Schuldzuweisung und Rechthaberei

Menschen mit ADHS neigen stark dazu, die Schuld immer woanders zu suchen als bei sich selbst. Wir geben der Tür die Schuld, wenn wir uns den Zeh daran stoßen. Ist »Es tut mir leid, aber ...« einer Ihrer bekannten Refrains? Das »aber« ist der springende Punkt. Sie sind selbst schuld. Gestehen Sie sich das ruhig öfter mal ein.

Ein weiteres Thema ist, wie unwichtig es in einer Beziehung ist, Recht zu haben. Das Ziel ist, dass Sie beide miteinander auskommen und nicht herauszufinden, wer im Recht ist. Beides schließt sich oft gegenseitig aus. Es ist besser zu sagen »Ich habe mich geirrt«, ohne es zu glauben, als zu beweisen, dass man Recht hatte, und den Partner auf absehbare Zeit zu verlieren.

Nicht zuhören

»Hör auf, zu nicken. Ich weiß ganz genau, dass du überhaupt nicht hörst, was ich sage.« Dies ist ein Phänomen, das ich das ADHS-Nicken nenne. Wir nutzen es, um uns Menschen vom Hals zu halten. Wenn die andere Person uns nicht gut kennt, wird sie darauf hereinfallen. Aber enge Vertraute werden unser Nicken sofort als die Abfuhr erkennen, die es ist.

Wenn Sie beim ADHS-Nicken erwischt werden, leugnen Sie es nicht. Sagen Sie einfach: »Tut mir leid, kannst du bitte wiederholen, was du gesagt hast?« Werden Sie nicht defensiv, wenn die Antwort lautet: »Tu nicht so als würde es dir leid tun, ich habe es satt, dass du nie zuhörst.« Bestätigen Sie stattdessen die Reaktion Ihres Gegenübers: »Ja, ich weiß. Mich frustiert es selbst auch, dass meine Gedanken oft einfach abschweifen. Ich versuche das zu kontrollieren, aber mein Kopf hat leider seinen eigenen Kopf.«

Das Risiko eingehen

Damit dieses Buch für Sie das tut, was es soll, hoffe ich, dass Sie das Risiko eingehen – obwohl es in Wirklichkeit überhaupt kein Risiko ist – und sich für Liebe und Beziehungen in all ihren Erscheinungsformen öffnen. Verbundenheit ist die Grundlage, auf der alles aufbaut, was im Leben wichtig ist.

Sobald Sie Liebe bekommen und Liebe geben, folgt alles andere. Das wahre Risiko liegt eher darin, nichts zu tun.

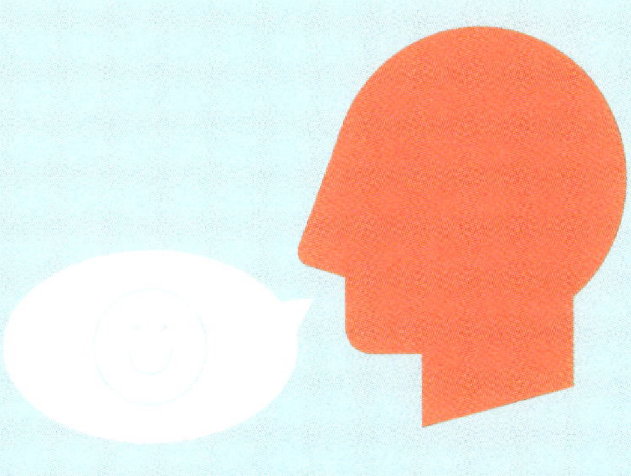

Kapitel 10

KREATIVITÄT

Der wichtigste Schritt, um die in Ihrer ADHS verankerten Talente zu entwickeln, besteht darin, Ihrer Kreativität freien Lauf zu lassen. Andernfalls werden Sie vermutlich stets eine vage Sehnsucht, gepaart mit einer anhaltenden, undefinierten Unzufriedenheit, verspüren, als ob Sie nach etwas suchen, aber nicht wissen, was es ist. Sie werden das Gefühl nicht verstehen, aber es wird nicht verschwinden. Ich nenne es den »Juckreiz«.

Um im Leben erfolgreich zu sein, müssen Menschen mit ADHS kreativ sein. So sehr, dass ich dies mittlerweile als Grundregel für ein gutes Leben mit ADHS betrachte. Leider werden regelmäßige Kreativitätsübungen nur selten als Mittel erwähnt, um das Beste aus dem Leben mit ADHS zu machen. Dabei gibt es keinen besseren Weg, außer vielleicht die beständige Liebe.

Der »Juckreiz«

Menschen mit ADHS werden mit einem einzigartigen Merkmal geboren, das ich den »Juckreiz« nenne. Obwohl im DSM kein Wort darüber steht, werden Sie wahrscheinlich seine Präsenz im Leben mit ADHS kennen.

Der »Juckreiz« ist eine angeborene Eigenschaft. Er ist ein irritierendes, unangenehmes Gefühl, das man so schnell wie möglich lindern möchte. Im Gegensatz zu einem normalen Juckreiz, der durch Kratzen gelindert werden kann, helfen gegen diesen »Juckreiz« nur bestimmte Verhaltensweisen.

Was ich »Juckreiz« nenne, ist in anderen Zusammenhängen auch unter anderen Namen bekannt. Kreative Menschen beispielsweise verorten es oft außerhalb von sich selbst und nennen es »Muse« oder »Inspiration«. Ich glaube, dass der »Juckreiz«, dieses Gefühl grundlegender Irritation oder Unzufriedenheit, die Kreativität von Menschen mit ADHS befeuert.

Der »Juckreiz« ist wie das Sandkorn in einer Auster, aus dem eine Perle entsteht; Er ist eine Irritation, aus der Schönes erwachsen kann. Allerdings kann er uns ADHS-Menschen auch in große Schwierigkeiten bringen.

Die Kehrseite des »Juckreizes«

Es ist paradox, dass der »Juckreiz«, der uns zu unseren größten Momenten der Kreativität und Originalität führt, auch unseren Untergang auslösen kann. So wie er uns im Alltag dazu anspornt, unser Leben zu verbessern, indem wir etwas erfinden oder erschaffen, kann er uns dazu verleiten, unsere innere Realität durch bestimmte Verhaltensweisen zu verändern, etwa durch Gelegenheitssex, Glücksspiel oder durch den Konsum von Substanzen wie Alkohol oder anderen Drogen. Wie ich in Kapitel 8: Sucht (siehe S. 122–141) dargelegt habe, tappen Personen mit ADHS leichter in diese Falle als andere. Das liegt daran, dass Sie bereit sind, wirklich alles zu versuchen, um den »Juckreiz« zu lindern.

Um gegen die negativen Aspekte des »Juckreizes« vorzugehen, rate ich Ihnen, sich an den 10-Schritte-Plan in Kapitel 4 zu halten (siehe S. 66–79).

Erkennen Sie Ihre angeborene Kreativität

Was ist Kreativität anderes als positive Impulsivität? Laut DSM ist Impulsivität eines der drei Symptome, die ADHS definieren, also haben wir Menschen mit ADHS reichlich davon.

Menschen betrachten Impulsivität im Allgemeinen eher als Ärgernis denn als Geschenk. Sie lassen dabei jedoch außer Acht, dass man, wenn man die Kontrolle abgibt – was man tut, wenn ein Impuls einen unterbricht – die Tore für etwas Neues öffnet.

Originelle Ideen kommen ungeplant. Es ist, als ob sie aus dem Nichts auftauchen, ein heimlicher Angriff des Unbewussten auf das Bewusstsein. Aus diesem Grund habe ich in Kapitel 1: Was ist ADHS? (siehe S. 24) gesagt, wir wollen zwar die Bremsen des ADHS-Gehirns stärken – dieses Gehirns mit dem Ferrari-Motor und den Fahrradbremsen –, aber wir möchten sie auch nicht so sehr stärken, dass sie die wertvollen kreativen Impulsmomente blockieren.

Merke

Von meinem Mathematiklehrer habe ich in der elften Klasse eine gute Definition von Kreativität gelernt. »Seien Sie kreativ«, sagte er, wenn wir ein Mathematikproblem lösen sollten, das wir noch nie zuvor gesehen hatten. Dann fügte er etwas hinzu, an das ich mich bis heute, 58 Jahre später, erinnere. »Kreativität ist das Kombinieren der Elemente Ihrer Erfahrung zu neuen Formen.« Und hier ist meine eigene Definition, basierend auf meiner Erfahrung als Autor:

Kreativität ist die Fähigkeit, Ihrem Unterbewusstsein ungefilterten Zugang zu Ihrem Bewusstsein zu ermöglichen.

Der kreative Prozess

Ich habe Sie in Kapitel 8 dazu ermutigt, beim »Pingen« zu singen (siehe S. 132). Ich erwähne dies, weil es ein Beispiel aus meinem eigenen Leben dafür ist, wie ich meinem Unterbewusstsein Zugang zu meiner Arbeit als Autor erlaube.

Das Wort »pingen« hatte ich weder für dieses Buch geplant, noch hatte ich es jemals verwendet. Es kam mir während des Schreibens einfach in den Sinn, als Teil des Satzes: »Du musst singen beim pingen!« Das ist das Unbewusste in Aktion.

Kreativität ist die wertvollste Gabe, die wir Menschen mit ADHS besitzen. Natürlich erschaffen auch andere Menschen etwas, aber für uns ist es eine Lebenseinstellung. Wir sind in Gedanken immer kreativ. Manchmal wünschten wir, wir könnten es abschalten. Es ist paradox, dass wir das, was wir am besten können, nicht auf Knopfdruck tun oder anderen erklären können, wie es gemacht wird. Wir tun es einfach.

Die meisten von uns tun, was sie tun, weil sie nicht anders können. Obwohl die Vorstellungskraft als das wertvollste und prägendste Merkmal von ADHS gilt, kann sie sich manchmal auch wie ein Fluch anfühlen. In den Fängen des DMN (dem Default Mode Network, siehe S. 110) oder wenn der »Juckreiz« uns in die Irre führt, können wir uns selbst quälen, den Überblick verlieren und allein durch den dunklen Wald von Grübelei und Selbstzweifel streifen. Deshalb ist es so wichtig zu lernen, wie man das DMN kontrolliert oder den »Juckreiz« lindert, damit man seine Kreativität nicht aufgibt und seinen Geist nur noch betäubt.

Um Ihre Kreativität gut zu nutzen und sie im Lauf Ihres Lebens weiterzuentwickeln, ist es hilfreich, zu wissen, wie viel Sie nicht wissen, und zu akzeptieren, wie sehr Sie von Ihrem Unterbewusstsein abhängig sind.

Vertrauen Sie Ihrem Unterbewusstsein

Was ist das Geheimnis der Kreativität? Man könnte hundert Leuten diese Frage stellen und hundert verschiedene Antworten bekommen. Von mir bekommen Sie Antwort Nummer 101: Vertrauen Sie Ihrem Unterbewusstsein.

Dem Unbewussten zu vertrauen bedeutet, sich ihm zu öffnen und seine Ideen nicht als inakzeptabel oder zu »abgehoben« abzulehnen. Denken Sie daran, dass viele neue Ideen zunächst belächelt werden.

Dem Unbewussten zu vertrauen bedeutet auch, die Kontrolle aufzugeben. Menschen mit ADHS klammern sich oft an Kontrolle, weil sie befürchten, ansonsten in den Details des Lebens zu ertrinken. Tatsächlich können Sie durch das Loslassen der Kontrolle und die Entwicklung Ihrer negativen Fähigkeiten oft in eine ganz neue Welt eintreten, in eine Welt der Originalität und Vision, die von Ihrem Unterbewusstsein geschaffen wurde. Indem Sie sich von den Ketten der Kontrolle lösen, ermöglichen Sie sich Zugang zu der besonderen Kammer Ihrer Vorstellungskraft, die Ihr Unterbewusstsein einrichtet und dekoriert. Hier finden Sie Ihre einzigartigen Schätze, wenn Sie sich selbst den Zutritt erlauben.

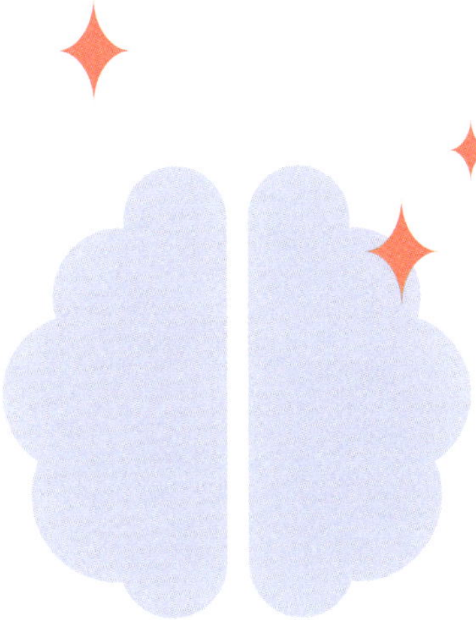

Was, wenn ich nicht kreativ bin?

In diesem Fall würde ich Sie als erstes fragen, ob Sie sich oft Sorgen machen. Fast jeder, der an ADHS leidet, macht sich Sorgen. Wenn Sie einen Beweis dafür sehen möchten, wie kreativ Sie sind, schauen Sie sich einfach Ihre Sorgen an. Man muss nicht nur äußerst kreativ sein, um all diese Sorgen in den Griff zu bekommen, man braucht dazu auch reichlich Fantasie, denn viele dieser Sorgen sind völlig unrealistisch.

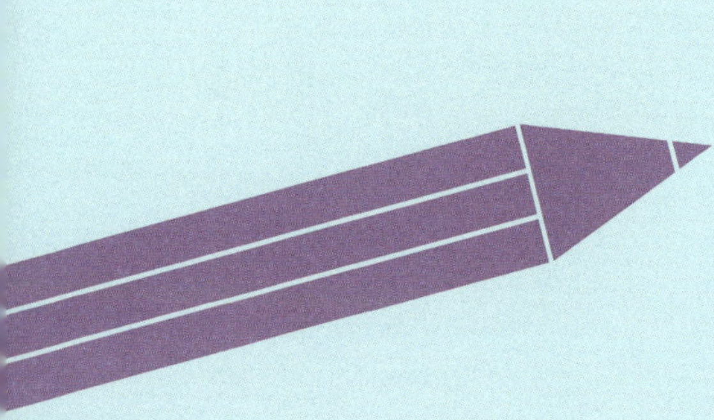

Wenn Sie denken, dass Sie nicht kreativ sind, empfehle ich Ihnen, eine der folgenden Übungen auszuprobieren:

- **Automatisches Schreiben.** Fangen Sie einfach an, ohne Nachzudenken beliebige Wörter zu schreiben. Ein Sinn ist nicht erforderlich. Rechtschreibung ist völlig egal. Schreiben Sie einfach drei Minuten lang ohne Unterbrechung. Die Ergebnisse mögen seltsam und unsinnig erscheinen, aber Sie werden vielleicht feststellen, dass Ihr Unterbewusstsein eine Idee, ein Bild oder ein Projekt offenbart, das Sie entwickeln möchten. Machen Sie das ein paar Mal und Sie werden schnell merken, dass Sie kreativer sind, als Sie dachten.

- **Komponieren Sie ein Lied.** Dafür benötigen Sie keine musikalische Ausbildung. Klimpern Sie einfach auf einem digitalen oder echten Klavier herum. Mit wenigen Versuchen haben Sie eine einfache Melodie komponiert. Sie werden Musik in sich finden, von der Sie nie wussten, dass sie da ist.

- **Zeichnen Sie etwas.** Setzen Sie Ihren Bleistift oder Kugelschreiber auf das Papier und lassen Sie Ihr Unterbewusstsein von der Leine. Normalerweise achten wir so sehr darauf, die Kontrolle zu behalten (angemessen, höflich und gut organisiert zu sein), dass wir den Schöpfer in uns ersticken. Das ist für niemanden gut, aber für diejenigen von uns mit ADHS ist es so, als würden wir unsere Fantasie auslöschen. Lassen Sie also die Zügel los, wenn Sie können, und zeichnen Sie einfach drauf los.

- **Führen Sie ein Traumtagebuch.** Möchten Sie einen Beweis Ihrer Kreativität? Suchen Sie nicht weiter als bis zu Ihren Träumen. Legen Sie einen Stift und ein Tagebuch neben Ihr Bett und schreiben Sie gleich nach dem Aufwachen eine kurze Beschreibung dessen auf, was Sie geträumt haben. Sie aktivieren Ihr Unterbewusstsein, indem Sie ihm bewusst Aufmerksamkeit schenken.

- **Blumen arrangieren.** Kaufen Sie sich gleich mehrere Blumensträuße und versuchen Sie sich an einem Blumenarrangement.

- **Machen Sie Fotos.** Verbringen Sie einen Nachmittag mit Fotografieren. Versuchen Sie, Bilder wegen ihres kreativen Werts aufzunehmen, anstatt nur von Menschen und Orten, an die Sie sich erinnern möchten. Seien Sie ein Künstler mit Ihrer Kamera.

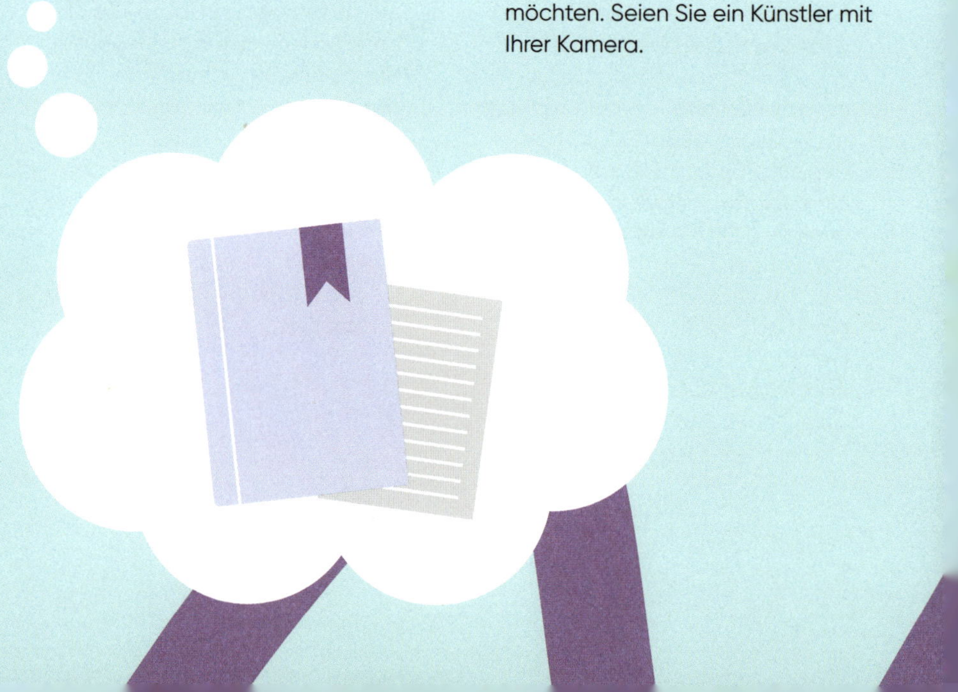

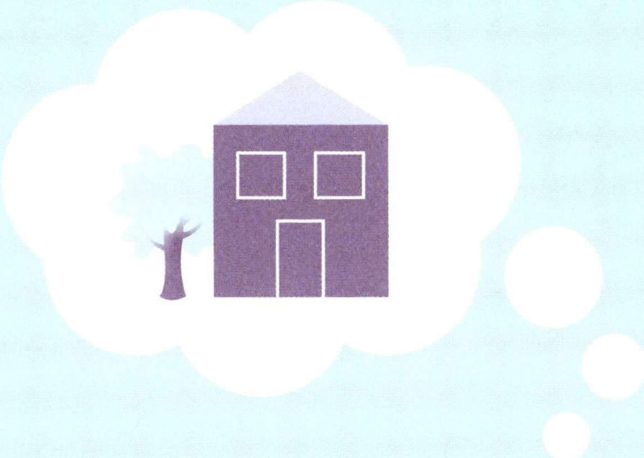

- **Schreiben Sie einen Artikel.** Schauen Sie sich einen Film, ein Theaterstück oder ein Sportereignis an und schreiben Sie dann einen Bericht darüber, der Ihrer Meinung nach für andere Menschen von Interesse sein könnte.

- **Kochen Sie etwas Neues.** Nehmen Sie sich eine Stunde Zeit, um etwas zu kochen, das Sie noch nie zuvor gekocht haben, und verwenden Sie dabei nur die Zutaten, die Sie zur Hand haben. Denken Sie daran: Sie werden hierfür nicht benotet. Es geht nur darum, herauszufinden, ob diese Übung einen schlummernden Koch in Ihnen weckt.

- **Fantasieren Sie.** Setzen Sie sich an einem ruhigen Ort in einen bequemen Stuhl und träumen Sie vor sich hin. Dies ist keine Meditation, bei der es darum geht, sich von Ihren Gedanken zu lösen. Das ist aktives Fantasieren. Weisen Sie sich selbst ein Thema zu oder werfen Sie alle Vorsicht über Bord und beobachten Sie, wohin Ihre Gedanken wandern. Sobald Sie etwas erfassen, sei es die Vorstellung Ihres Traumhauses oder die Handlung eines Romans, den Sie gerne schreiben würden, versuchen Sie, sie nicht loszulassen. Die Fähigkeit, an etwas festzuhalten, ist das Herzstück des kreativen Prozesses.

Finden Sie Ihr kreatives Ventil

Sie müssen eine Aktivität finden und entwickeln, die Ihre Fantasie wirklich anregt. Wenn Sie diese Aktivität regelmäßig ausüben – am besten jeden Tag –, werden Sie vom Ergebnis garantiert begeistert sein.

Wichtig ist, dass Sie länger als nur ein paar Tage dabei bleiben. Sobald Sie das richtige Ventil gefunden haben, wird Ihnen das jedoch nicht schwerfallen.

Ihr kreatives Ventil kann alles sein, was Sie gerne tun, solange Sie Ihrer Fantasie freien Lauf lassen. Es kann kochen sein, ein eigenes Unternehmen gründen, Musik komponieren, tanzen, im Garten einen Schuppen bauen oder Gedichte schreiben, um nur einige Optionen zu nennen. Wählen Sie das Medium, das sich für Sie richtig anfühlt. Es spielt keine Rolle, für welche Art von Kreativität Sie sich entscheiden. Wichtig ist, sie zu finden und zu entwickeln.

Um den »Juckreiz« wirklich zu stillen, muss Ihr kreatives Betätigungsfeld zwei Anforderungen erfüllen:

- Es muss eine Herausforderung sein – Menschen mit ADHS können Langeweile nicht ertragen.
- Es muss Sie anregen und begeistern. Mit anderen Worten: Es muss die »richtige Intensität« für Sie haben.

Es ist fast genauso wichtig, das passende kreative Ventil zu finden, wie sich in die richtige Person zu verlieben. Es ist eine große Sache, denn sobald man die »richtige Intensität« gefunden hat, wird man sie für den Rest des Lebens nutzen, verfluchen, lieben, hassen und in ihrem Bann leben.

Seien Sie stolz auf sich

Kreativität, die durch das Streben nach der »richtigen Intensität« entwickelt wird, bringt die beste ADHS hervor, die Sie jemals haben werden. Sie werden in Ihrem Element sein, ganz bei sich selbst, ohne darauf zu achten, was andere tun.

Das ist mein Plan, Kreativität zu erkennen, zu definieren, zu nutzen und zu entwickeln, kombiniert mit meinem Aufruf an die ADHS-Welt, die positiven Seiten von ADHS zu feiern und den Blick für all die guten Dinge zu schärfen, die Sie und Ihre Brüder und Schwestern in diese Welt bringen.

Kapitel 11

ARBEIT UND BERUF

Arthur C. Brooks, Sozialwissenschaftler und Kolumnist bei *The Atlantic,* sagt: »Was im Beruf zählt, ist nicht so sehr das ›Was‹, sondern vielmehr das ›Wer‹ und das ›Warum‹: Arbeitszufriedenheit entsteht durch Menschen, Werte, und Erfolgserlebnisse.« Dies ist besonders wichtig für uns Menschen mit ADHS, da wir tendenziell viel stärker von einer Mission als durch Führung geleitet werden.

Je mehr wir uns mit den Werten und dem Zweck des Unternehmens, für das wir arbeiten, verbunden fühlen, desto größer wird unsere Zufriedenheit sein, was wiederum unsere Motivation, so hart und kreativ wie möglich zu arbeiten, steigert und aufrecht erhält.

Allerdings beruht die Arbeitszufriedenheit nicht ausschließlich auf externen Faktoren. Eine Studie mit eineiigen Zwillingen, die getrennt aufgezogen wurden, führte 30 Prozent der Arbeitszufriedenheit auf genetische Faktoren zurück.

Den richtigen Beruf finden

Wenn es darum geht, den richtigen Job zu finden, machen Menschen mit ADHS oft einen Fehler: Sie verbringen zu viel Zeit damit, gut in dem zu werden, worin sie schlecht sind. Indem sie einen entschlossenen Kurs in genau die falsche Richtung einschlagen, verwandeln sie eine ihrer Hauptstärken – Entschlossenheit – in eine Belastung. In dem tapferen Versuch, eine Lücke in ihrem Selbstwertgefühl zu schließen, bewerben sie sich auf Stellen, die überhaupt nicht zu ihnen passen. Sie verschwenden Jahre in ihrem Bemühen um Erfolg und scheitern doch am Ende.

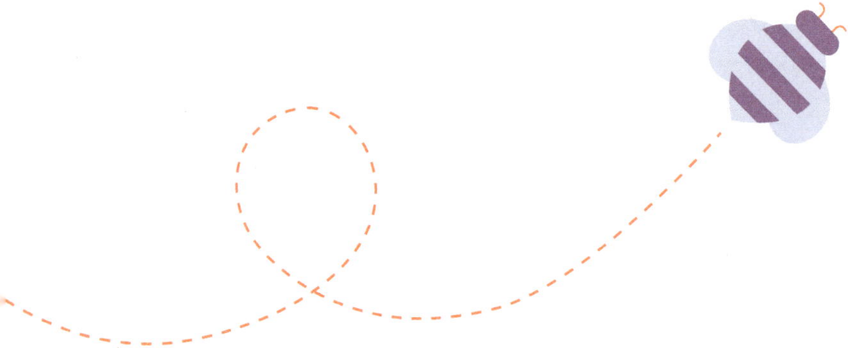

Im Sommer 1969 nahm ich einen Job als Vertreter von Enzyklopädien an und erlebte aus erster Hand, wie klug es ist, nicht zu viel Zeit damit zu verbringen, in etwas gut zu werden, in dem man einfach nicht gut ist. Ich war ein sehr schlechter Enzyklopädie-Verkäufer. Nach sechs Wochen hatte ich keinen einzigen Verkauf getätigt. Zu diesem Zeitpunkt stand ich vor einer Entscheidung, vor der die meisten Menschen mit ADHS zu Beginn ihres Berufslebens stehen: Weiter versuchen oder aufhören. Mir war klar, dass ich nie ein guter Verkäufer sein würde. Also stieg ich aus.

Mein Rat ist, den *richtigen* und nicht irgendeinen Beruf zu finden. Verschwenden Sie nicht Jahre damit, in etwas gut zu werden, das nicht zu Ihnen passt. Der richtige Job liegt an der Schnittstelle zweier sich überschneidender Gruppen: der Gruppe von allem, was Sie wirklich gut können, und der Gruppe von allem, was Sie wirklich gerne tun. In dem Bereich, in dem sich diese beiden Gruppen überschneiden, sollten Sie so viel Zeit wie möglich verbringen. Hier sollten Sie nach Ihrem idealen Job und der richtigen Karriere suchen.

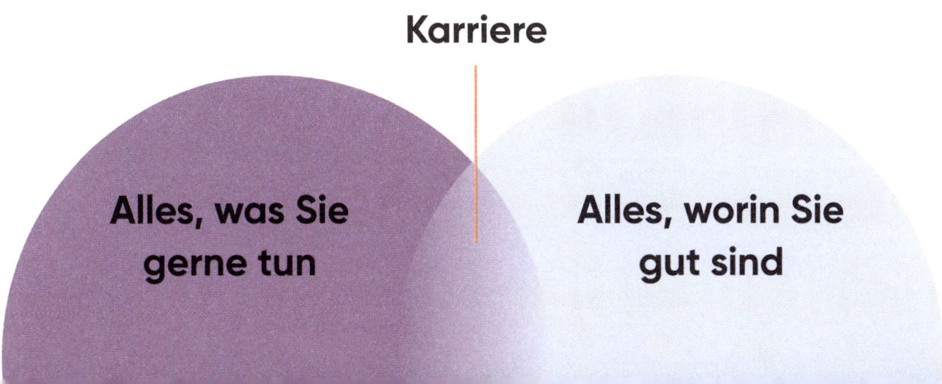

Die vier Merkmale des idealen Berufs

Arthur C. Brooks, der sich in seiner Kolumne »How to Build a Life« für *The Atlantic* mit Fragen nach Sinn und Glück befasst, schlägt vier Elemente vor, die für den idealen Beruf notwendig sind:

1 **Die Arbeit muss belohnend sein.** In meinem Vokabular heißt das, die Arbeit soll Spaß machen.

2 **Interessant ist besser als einfach.** Dies passt zu dem primären Bedürfnis einer Person mit ADHS nach Stimulation und Engagement.

3 **Die besten Karrieren verlaufen selten geradlinig.** Das trifft besonders auf Menschen mit ADHS zu, deren Karrieren oft viele Umwege machen.

4 **Die Liebe zum Beruf soll harmonisch, aber nicht obsessiv sein.** Das ist, was ich die »richtige Intensität« nenne (siehe S. 174).

Spielen ist wichtig

Ich empfehle Menschen mit ADHS eine Arbeit zu finden, in der sie spielen können.

Ich wette, Sie wissen nicht genau, was ich mit dem Wort »spielen« meine. Es bedeutet nicht, dass Sie nur noch das tun sollen, worauf Sie Lust haben, oder dass es in Ihrem Arbeitsleben zugehen sollte, wie im Pausenhof in der Schule (obwohl Sie überrascht wären, wie nützlich die Pausenzeit ist). Nein. Ich bitte Sie, sich daran zu erinnern, wie es war, als Sie ein Kind waren. Sie sollen die wichtigste Fähigkeit wiedererlangen, die Sie in Ihrer Kindheit perfektioniert haben: die Fähigkeit zu spielen.

Meine Definition von »spielen« ist jede Aktivität, die Ihre Fantasie anregt. Jede Aktivität, bei der Sie sich kreativ engagieren.

Das Gegenteil von spielen besteht darin, genau das zu tun, was einem gesagt wird. Solche Menschen braucht die Arbeitswelt nicht mehr. Was die Welt heute mehr denn je braucht, sind Menschen, die das tun, wozu ihr Gehirn auf einzigartige Weise ausgestattet ist: denken, entwickeln, kreieren, fantasieren, träumen.

Bleiben Sie verspielt

Die Bedeutung der Vorstellungskraft im Arbeitskontext habe ich gelernt, als ich vor 20 Jahren als Berater der Fakultät für Chemie einer renommierten Universität tätig war. Jedes Jahr nimmt die Abteilung einige der begabtesten Doktoranden und Postdoktoranden aus der ganzen Welt auf. Und jedes Jahr im Herbst teilten sich die neuen Studierenden gemäß dem Auftrag »Gehen Sie ins Labor und entdecken Sie neues Wissen« in eine von zwei Gruppen:

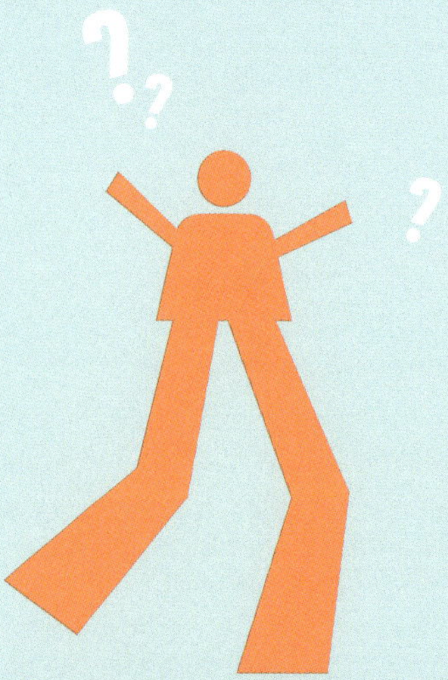

~ Ein Teil der Studierenden fror praktisch ein. Sie versprachen, rund um die Uhr zu arbeiten und gerne jede Aufgabe zu erledigen, konnten sich aber keine Frage ausdenken, die sie alleine beantworten wollten.

~ Der andere Teil stürmte ins Labor und wollte unbedingt alle Ressourcen der Abteilung nutzen, um die Fragen zu untersuchen, über die sie schon seit Jahren nachgedacht hatten.

Die erste Gruppe, die in der Schule hart gearbeitet hatte, um genau das zu tun, was man ihnen aufgetragen hatte, hatte ihre Fähigkeit zum Spielen verkümmern lassen. Die zweite Gruppe hatte ihre Fähigkeit zu spielen nie verloren und war bereit, ihrer Fantasie freien Lauf zu lassen.

Bleiben Sie sich selbst treu

Wie Sie in Kapitel 10: Kreativität (siehe S. 162–175) gelernt haben, ist Vorstellungskraft einer der größten Vorzüge von ADHS, aber sie kann auch zu unserem schlimmsten Feind werden, wenn wir nicht lernen, das DMN zu kontrollieren (siehe S. 110). Sobald uns das jedoch gelingt, sind wir zum Spielen, Erfinden, Schaffen und Entdecken bereit.

Vielleicht halten Sie Ihre Fantasie für selbstverständlich, weil Sie sie schon immer hatten. Aber schauen Sie sich all die Menschen an, die nie neue Ideen haben, die sie sogar fürchten und jeden angreifen, der innovativ denkt. Wenn Sie erfolgreich mit all den Menschen umgehen wollen, denen es an Vorstellungskraft mangelt, müssen Sie erkennen, wie andersartig Sie in dieser Hinsicht sind – im positiven Sinn natürlich.

Egal für welchen Beruf Sie sich entscheiden, versuchen Sie jeden Tag so viel wie möglich zu spielen. Dann sind Sie in Bestform. Ihre wichtigste Arbeit erledigen Sie im Spiel.

Merke

Der ideale Beruf ist wie eine Art Spiel, für das man bezahlt wird.

Kapitel 12

GESUND-HEIT UND WOHL-BEFINDEN

»Nicht jetzt, vielleicht später« antworten wir Menschen mit ADHS gern, wenn jemand Themen wie mehr Sport oder Änderung des Lebensstils anschneidet. Wir wissen, dass wir uns darum kümmern sollten, haben es aber bisher nicht getan.

Wir vernachlässigen notorisch die Grundlagen der Selbstfürsorge, weil das langweilig ist! Aus dem gleichen Grund kümmern wir uns auch ungern um grundlegende Dinge wie Wäsche waschen oder das Bezahlen von Rechnungen. Langeweile ist unser Kryptonit.

In diesem Kapitel möchte ich Sie dennoch dazu auffordern, gesund zu leben, und erkläre auch, warum das so wichtig ist. Keinesfalls möchte ich Sie jedoch durch Schuldgefühle motivieren. Deshalb können Sie das Programm, das ich empfehle, ganz ohne schlechtes Gewissen in Ihrem eigenen Tempo absolvieren.

Warum Gesundheit so wichtig ist

Nach Angaben der Weltgesundheitsorganisation (WHO) stehen 61 Prozent aller Todesfälle in direktem Zusammenhang mit vermeidbaren, lebensstilbedingten chronischen Krankheiten wie Herzleiden, Altersdiabetes, Fettleibigkeit, Schlaganfall, metabolischem Syndrom, COPD (chronisch obstruktive Lungenerkrankung) und verschiedenen Formen von Krebs. Die beiden Hauptursachen für vermeidbare Todesfälle, Rauchen und Fettleibigkeit, sind Folgen eines ungesunden Lebensstils.

Obwohl die meisten von uns wissen, dass sich eine ungesunde Lebensweise auf unsere Lebenszeit auswirkt, konzentrieren sich viele von uns lieber nur auf das Jetzt und denken: »Mir wird das nicht passieren.« Aber es passiert uns. Wenn Sie jetzt handeln, erhöhen sich Ihre Chancen auf ein längeres Leben deutlich. Es ist noch nicht zu spät, etwas zu ändern. Aber Sie sollten es nicht weiter aufschieben.

Wenn jeder nur die vier folgenden Anpassungen seines Lebensstils vornehmen würde, würden sich die alarmierenden WHO-Zahlen dramatisch ändern.

Merke

Menschen mit ADHS sind eingefleischte Zauderer. Zögern Sie nicht, Ihren Lebensstil zu ändern, um Ihre Gesundheit und möglicherweise auch Ihre Lebenserwartung zu verbessern. Handeln Sie jetzt!

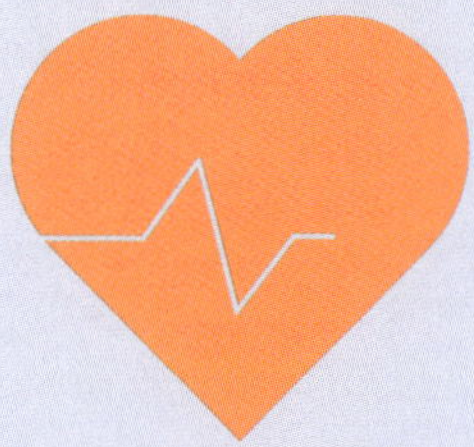

1 **Kommen Sie Ihrem Wohlfühlgewicht so nahe wie möglich.**

2 **Ernähren Sie sich gesund.**

3 **Treiben Sie regelmäßig Sport.**

4 **Rauchen Sie nicht.**

Leider ignorieren wir Menschen mit ADHS diese einfachen Regeln oft. Es liegt nicht daran, dass sie uns egal sind. Im Gegenteil. Das Problem für uns besteht darin, dass der Einstieg in einen gesunden Lebensstil Planung, Engagement, Aufmerksamkeit für langweilige Details und tägliches Durchhalten erfordert, und in all diesen Dingen sind wir nicht besonders gut.

61 % aller vorzeitigen Todesfälle sind auf vermeidbare, lebensstilbedingte Krankheiten zurückzuführen.

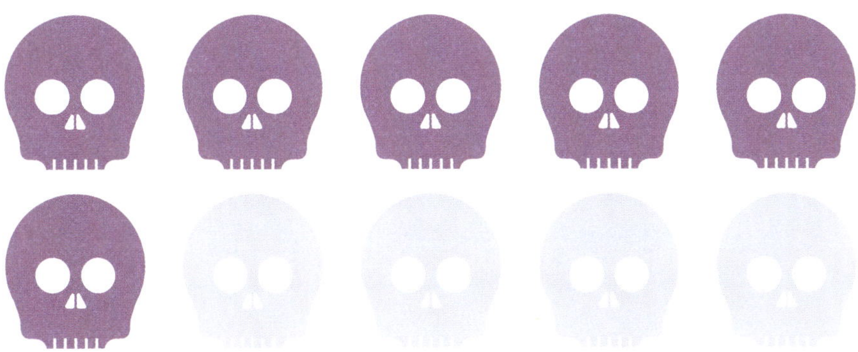

Die richtige Einstellung

Der Hauptgrund, warum es Menschen so schwerfällt, ihren Lebensstil zu ändern, ist ihre negative Einstellung. Erkennen Sie diese Ausreden?

»Ich habe nicht genug Disziplin.«

»Ich kann das nicht!«

»Ich halte das sowieso nicht durch.«

Lassen Sie sich nicht von dieser negativen inneren Stimme abschrecken. Dieses Mal wird es Ihnen gelingen. Es gibt absolut keinen Grund, warum Sie es nicht schaffen sollten, außer dass Sie es nicht versuchen. Es mag abgedroschen klingen, aber das ist eine erwiesene Tatsache:

Ob Sie denken, dass Sie etwas können oder nicht können – Sie haben immer recht.

Versuchen Sie ab heute mit der Einstellung durchs Leben zu gehen, dass Sie alles schaffen werden. Selbst wenn Sie tief im Inneren zunächst nicht daran glauben. Zweifel sind am Anfang ganz natürlich, aber lassen Sie sich davon nicht beirren. Konzentrieren Sie sich darauf, eine möglichst positive Einstellung beizubehalten. **Sprechen Sie sich Mut zu, auch wenn Sie das Gefühl haben, dass Sie lügen. Das trägt dazu bei, dass Ihre Worte wahr werden. Versuchen Sie es. Sie werden es sehen.**

Am besten denken Sie sich Ihr eigenes Skript aus, also Sätze, die wirklich von Ihnen kommen. Um Ihnen den Einstieg zu erleichtern, finden Sie hier einige Beispiele:

»Verschwindet, ihr negativen Stimmen. Ich bin fertig mit euch.«

»Heute werde ich es schaffen.«

»Ich bin viel stärker als meine Angst.«

»Ich finde mich einfach toll, so wie ich bin.«

»Weißt du was? Ich bin wirklich gut.«

Sprechen Sie Ihr Ich-schaffe-das-Skript jeden Tag so oft wie möglich laut aus. Ich weiß, dass das bei vielen Menschen funktioniert, daher ist die Wahrscheinlichkeit hoch, dass es auch bei Ihnen wirkt.

Sobald Sie Ihre Negativität zum Schweigen gebracht haben, sind Sie bereit, mit einem gesunden Leben zu beginnen. Warum? Weil Sie es wollen. So einfach ist das.

Einen gesunden Lebensstil fördern

Für einen gesünderen Lebensstil gibt es vier Schlüsselelemente, die Sie sofort anpassen können, um Ihre körperliche und geistige Gesundheit zu optimieren.

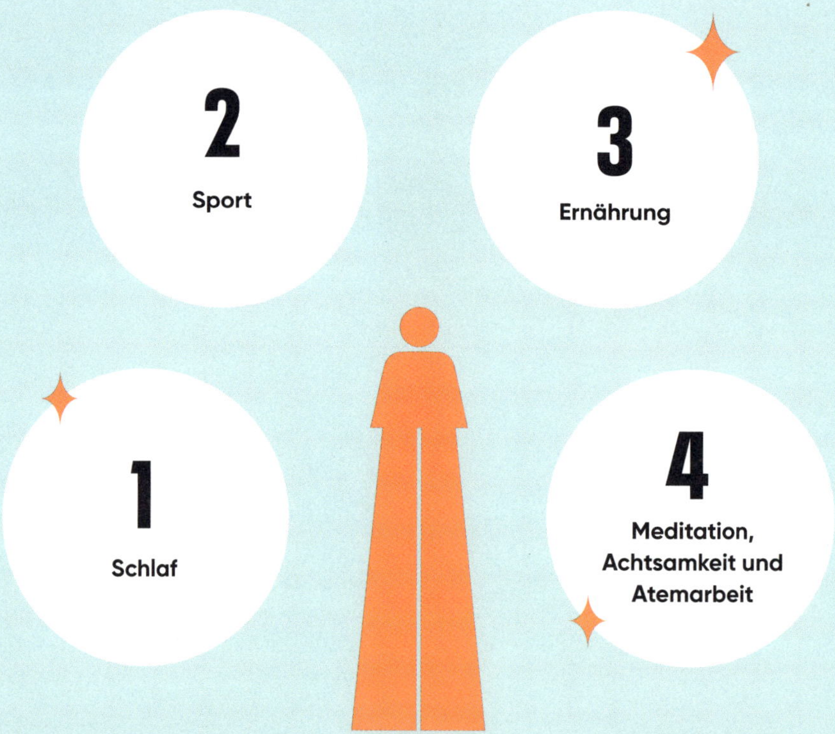

Ich nenne sie die »Fantastischen Vier«.

Tatsächlich gibt es aber noch eine fünfte Zutat, die für ein gutes Leben notwendig ist: Liebe. Liebe ist unglaublich wichtig für ein gesundes, glückliches Leben. Ich meine nicht nur romantische Liebe. Ich meine das gesamte Spektrum gesunder Beziehungen im Leben. Je mehr Zeit Sie in einem positiven und liebevollen Geisteszustand verbringen, desto gesünder und glücklicher werden Sie sein. Allerdings habe ich den Beziehungen bereits ein ganzes Kapitel gewidmet (siehe Kapitel 9, S. 142–161), daher werde ich mich in diesem Kapitel auf die Fantastischen Vier konzentrieren.

Merke

Körperliche und geistige Gesundheit sind siamesische Zwillinge. Es ist fast unmöglich, das eine ohne das andere zu haben. Tatsächlich macht der Harvard-Psychiater Christopher Palmer in seinem Buch »Brain Energy« deutlich, dass ein gesunder Lebensstil eine der besten Möglichkeiten ist, eine psychische Störung zu heilen oder zu verhindern, und dass die meisten psychischen Störungen ihre Ursache in einem ungesunden Lebensstil haben.

Schlaf

Für mich steht Schlaf an erster Stelle, weil er der Faktor ist, der von Menschen mit ADHS am häufigsten ignoriert wird. Es fällt uns schwer, unser superaktives Gehirn abzuschalten, deshalb schlafen wir schlecht ein. Aber wenn wir dann schlafen, haben wir das gegenteilige Problem: Wir stehen nicht mehr auf – wenn wir erst einmal liegen, liegen wir.

Hier ist eine unvollständige Liste von Vorteilen, die ausreichender Schlaf mit sich bringt:

- **erhöhte geistige Klarheit**
- **deutlich reduziertes** Risiko für Depressionen
- **deutlich verringertes** Risiko für Bluthochdruck
- **größere emotionale Kontrolle**
- **verringertes Risiko** für Virusinfektionen, da Schlaf das Immunsystem stärkt
- **anhaltendes Gefühl** der Vitalität und Lebensfreude

Wenn Sie also ausreichend schlafen, werden Ihre Träume wahr? Vielleicht nicht alle, aber die Chancen dafür steigen deutlich!

Nachdem ich Tausende von Geschichten über Schlafprobleme von meinen ADHS-Patienten gehört habe, habe ich gelernt, dass jede Lösung auf den einzelnen Patienten zugeschnitten sein muss. Es gibt jedoch einige Gemeinsamkeiten, die mich dazu veranlasst haben, das folgende Schlafrezept speziell für Menschen mit ADHS zu entwickeln.

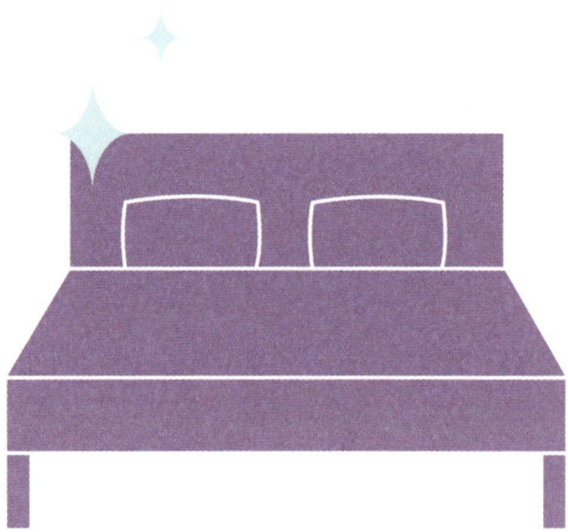

Das hilft beim Einschlafen

- **Finden Sie eine positive Einstellung zum Schlafen.** Behandeln Sie das Einschlafen als das Wichtigste, was Sie jeden Tag für sich tun, denn das ist es auch! Die meisten Erwachsenen brauchen etwa acht Stunden Schlaf pro Nacht. Einige Glückliche brauchen weniger, einige Pechvögel mehr. Eine einfache Regel lautet: Sie brauchen so viel Schlaf, wie nötig ist, um ohne Wecker aufzuwachen.

- **Gehen Sie langsam vor.** Wir Menschen mit ADHS stürzen uns normalerweise kopfüber in Situationen hinein. Mit dieser Einstellung nähert man sich dem Einschlafen nicht. Stellen Sie sich den Schlaf stattdessen als einen liebevollen Geist vor, der Sie zu einer Reise durch die Nacht in ein verzaubertes Königreich namens Traumland einlädt. Lassen Sie sich sanft und langsam in den Schlaf führen. Der Trick besteht darin, loszulassen, was am besten schrittweise geschieht.

- **Schlafen Sie nicht mit dem Smartphone in der Hand.** Das Smartphone ist als Einschlafhilfe nicht wirklich gut geeignet. Um einen ungestörten Schlaf zu gewährleisten, sollten Sie Ihr Handy auf dem Nachttisch aufbewahren. Besser noch: Lassen Sie es zusammen mit Geräten wie Tablets und Laptops in einem anderen Raum.

- **Trinken Sie vor dem Zubettgehen keinen Alkohol.** Belassen Sie es bei maximal einem Glas Wein zum Abendessen. Alkohol macht zwar kurzfristig schläfrig, aber auf lange Sicht bewirkt er, dass Ihr Schlaf nicht annähernd so erholsam ist, wie er sein sollte.

- **Konditionieren Sie sich.** Legen Sie eine Schlafenszeit und eine Aufstehzeit fest. Wenn Sie jeden Tag zur gleichen Zeit schlafen gehen und aufwachen, synchronisieren sich Gehirn- und Körperrhythmus. Ihr Gehirn lernt so, zur Schlafenszeit von selbst abzuschalten.

Sport und Bewegung

Wussten Sie, dass die Vorteile, die körperliche Betätigung für die psychische Gesundheit hat, den kardiovaskulären Vorteilen entsprechen, sie vielleicht sogar übertreffen? Einige der wichtigsten Vorteilen, die Sport für das Gehirn mit sich bringt, sind:

- **weniger Angstzustände** – regelmäßige Bewegung ist ein hervorragendes Mittel gegen Angst.
- **weniger Depressionen** – ich empfehle, vor der Einnahme von Antidepressiva es zunächst mit Sport zu versuchen.
- **verbesserte Konzentration und besseres Gedächtnis**, was besonders bei ADHS hilfreich ist.
- **höhere Spiegel von Adrenalin, Noradrenalin und Dopamin**, den gleichen Neurochemikalien, die häufig zur Behandlung von ADHS eingesetzt werden (siehe S. 208).
- **Neubildung von Synapsen**, den Verbindungen zwischen Neuronen oder Nervenzellen im Gehirn, ein äußerst wichtiger Faktor für die Förderung des Gedächtnisses und der Kognition.
- **Produktion einer Reihe von Peptiden, Hormonen, Koenzymen** und anderen Molekülen, die das Gehirn liebt.

Stimulieren Sie Ihr Kleinhirn

Neben einer regelmäßigen Fitnessroutine gibt es eine bestimmte Art von Bewegung, die bei ADHS besonders hilfreich ist. Neuere Forschungen zeigten einen Zusammenhang zwischen dem Kleinhirn, einem Teil des Gehirns am Hinterkopf, und den Frontallappen, dem Ort im Gehirn, an dem bei ADHS die gesamte Aktion stattfindet. Es ist seit Jahren bekannt, dass das Kleinhirn das Gleichgewicht kontrolliert, aber erst vor Kurzem fand man heraus, dass das Kleinhirn eng an Frontallappenfunktionen wie Planung und Organisation sowie der Regulierung von Emotionen beteiligt ist – alles Aufgaben, die bei ADHS problematisch sein können.

Wenn Sie das Kleinhirn durch regelmäßige körperliche Übungen stimulieren, die das Gleichgewicht fordern, wie auf einem Bein stehen oder auf einem Gymnastikball sitzen, ohne dass die Füße den Boden berühren, werden Sie eine deutliche Verbesserung Ihrer ADHS-Symptome feststellen.

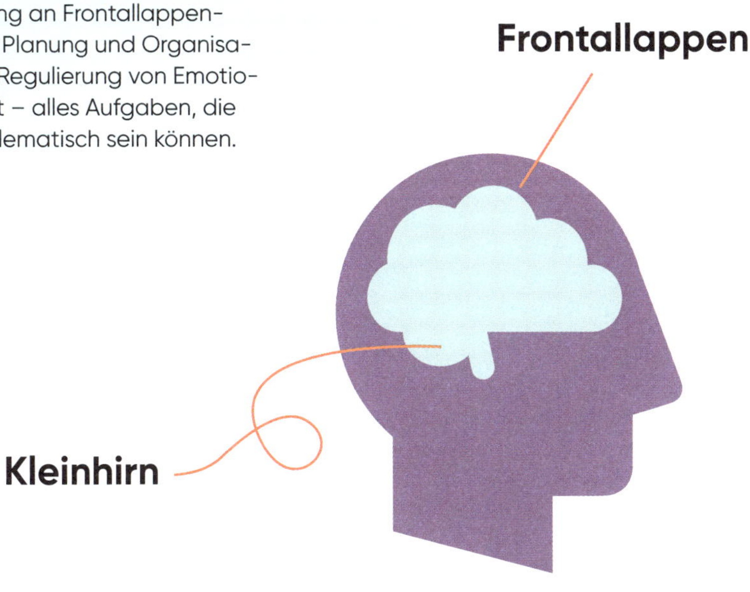

Ernährung

Eine große Gefahr für uns Menschen mit ADHS ist, dass wir uns nicht gesund ernähren. Da Kohlenhydrate den Dopaminspiegel erhöhen (das magische Molekül aus Kapitel 8, siehe S. 134), ist die Versuchung für uns groß, sich selbst mit Kohlenhydraten und Zucker zu medikamentieren.

Was aber sollten wir essen? In Büchern, Zeitschriften und online finden Sie zahlreiche Ratschläge zu gesunder Ernährung. Hier sind ein paar Tipps, die Ihnen auf Ihrem Weg helfen:

- **Wählen Sie vollwertige Nahrungsmittel.** Ideal wäre eine vegetarische oder besser noch vegane Ernährung.
- **Verzichten Sie weitestgehend auf Gluten und Milchprodukte.** Ich hatte Patienten, die allein durch diese beiden Schritte alle negativen Symptome von ADHS beseitigen konnten.
- **Essen Sie regelmäßig.** Menschen mit ADHS können so in ihre Tätigkeit vertieft sein, dass sie versehentlich Mahlzeiten auslassen. Wenn das für Sie ein Problem darstellt, versuchen Sie, Wecker oder Erinnerungen für die Essenszeiten zu aktivieren.
- **Trinken Sie ausreichend!** Sie müssen nicht vier Liter Wasser pro Tag trinken, oder was auch immer der neueste Trend sein mag, aber Ihr Körper liebt es, wenn Sie viel Wasser trinken. Reduzieren Sie dafür den Konsum von gezuckerten Limonaden und Fruchtsäften sowie koffeinhaltigen Getränken.
- **Nutzen Sie Essen, um soziale Beziehungen zu fördern.** Mahlzeiten bringen Menschen zusammen (siehe S. 201). Dabei spielt es keine Rolle, ob das Essen selbst gekocht oder im Restaurant serviert wird.

Meditation, Achtsamkeit und Atemarbeit

Der Grund dafür, dass Meditation und Achtsamkeit so viel gute Presse bekommen, liegt darin, dass sie funktionieren, auch wenn noch nicht ganz geklärt ist, wie. Wahrscheinlich unterdrückt oder deaktiviert Achtsamkeitsmeditation das Default Mode Network (DMN, siehe S. 110), was bedeutet, dass Achtsamkeitstraining für Menschen mit ADHS ein Glücksfall sein kann.

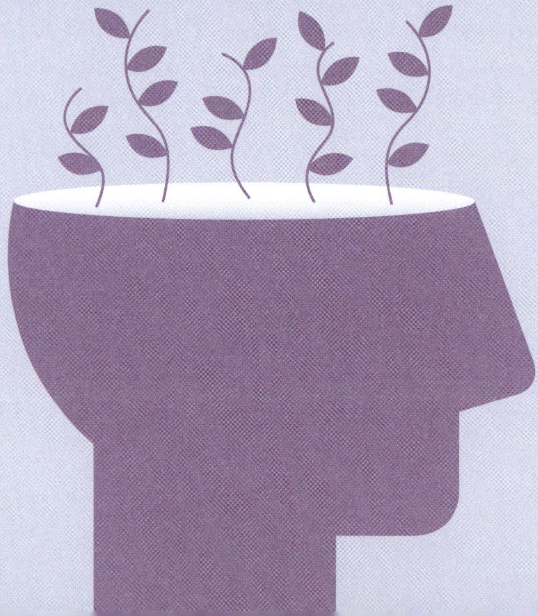

Die Wirkung von Achtsamkeitstraining wurde Anfang des 21. Jahrhunderts eingehend untersucht. Aufgrund der Pionierarbeit der Psychiaterinnen Lidia Zylowska und Susan Smalley sowie vieler anderer Studien hat sich Achtsamkeitstraining mittlerweile als Behandlungsmethode für ADHS etabliert und es weist eine Erfolgsquote auf, die der von Medikamenten ebenbürtig ist. Eine der ersten Studien zeigte, dass ein achtwöchiges Achtsamkeitstrainingsprogramm zu einer signifikanten Verbesserung bei »unaufmerksamem« ADHS sowie zu einem Grad der emotionalen Kontrolle führte, der mit den Ergebnissen von Medikamenten vergleichbar war. Zahlreiche andere Studien haben diese Ergebnisse bestätigt.

Es gibt viele benutzerfreundliche Meditations- und Achtsamkeits-Apps, die Ihnen den Einstieg erleichtern können. Es lohnt sich, eine davon auszuprobieren.

Versuchen Sie alternativ, einige Atemübungen zu machen. Auf der nächsten Seite finden Sie eine Atemübungsroutine, die ich immer dann verwende, wenn ich meinen Reset-Knopf drücken möchte. Indem ich mich auf meine Atmung konzentriere, kann ich den unzähligen anderen Gedanken, die in meinen Geist eindringen wollen, den Zugang verweigern.

Eine einfache Atemübung

- **Setzen Sie sich auf einen Stuhl,** die Füße auf dem Boden und die Arme und Hände auf den Armlehnen des Stuhls.
- **Schließen Sie die Augen** und konzentrieren Sie sich auf Ihre Atmung.
- **Atmen Sie tief ein** und zählen Sie dabei bis acht.
- **Halten Sie den Atem an** und zählen Sie bis sechs.
- **Atmen Sie aus** und zählen Sie dabei bis zehn.
- **Halten Sie den Atem an** und zählen Sie bis sechs.
- **Konzentrieren Sie sich weiterhin auf Ihre Atmung** und wiederholen Sie die Sequenz fünf Mal.

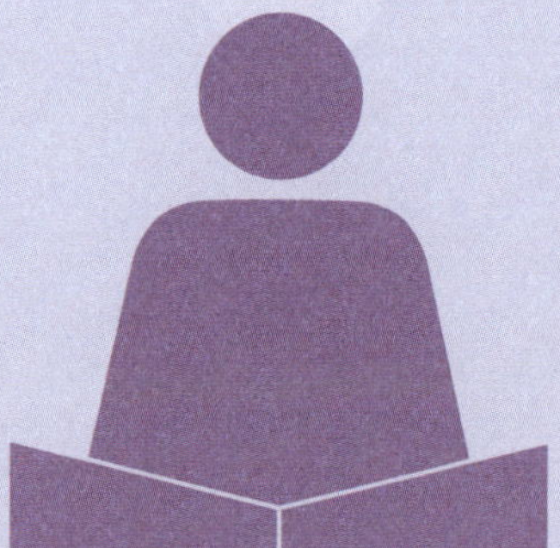

Finden Sie eine Lösung, die zu Ihnen passt

Sie müssen keine Sportskanone sein, um an einem regelmäßigen Trainingsprogramm teilzunehmen, und Sie brauchen keinen Doktortitel in Chemie, um sich richtig zu ernähren. Sie müssen nur eine Lösung finden, die für Sie funktioniert.

Sie werden überrascht sein, wie einfach es sein kann, die Bewegung zu bekommen, die Sie brauchen. Zwei meiner Patientinnen beispielsweise, die gern mehr Sport machen wollten, nutzten ihren ADHS-typischen Einfallsreichtum und hörten sich in ihrer Nachbarschaft nach Gleichgesinnten um.

Nun unternehmen fünf Frauen an drei Vormittagen pro Woche gemeinsam 30-minütige Spaziergänge. Sie bekommen nicht nur die Bewegung, die sie brauchen, sondern haben auch sozialen Kontakt.

Ein anderer Patient von mir, ein 45-jähriger Callcenter-Leiter, wusste, dass er mehr Bewegung brauchte, musste aber zwei Hindernisse überwinden: Er arbeitet Vollzeit und er hasst Fitnessstudios. Dafür mag er diese Gymnastikbänder, und er tanzt gern, deshalb zieht er sich dreimal pro Woche für 15 Minuten in sein Büro zurück. Zuerst trainiert er mit den Bändern, dann setzt er seine Kopfhörer auf und tanzt und gönnt sich so ein Training, das ihm Spaß macht.

Denken Sie darüber nach, was Sie wirklich davon abhält, gesunde Veränderungen in Ihrem Leben vorzunehmen, und nutzen Sie dann Ihr superkreatives ADHS-Gehirn, um einen Plan auszuarbeiten – egal wie exzentrisch er auch sein mag –, der wirklich zu Ihnen passt.

Nutzen Sie Ihre Motivation

Sobald Sie einen Plan haben, brauchen Sie ihn nur noch zu befolgen. Vielleicht denken Sie, dass Ihnen dazu die Motivation fehlt, aber Sie würden dieses Buch nicht lesen, wenn Sie nicht zumindest einigermaßen motiviert wären, etwas zu ändern. Lassen Sie also diese Seite von Ihnen die Führung übernehmen.

Was Sie als fehlende Motivation bezeichnen, ist in Wirklichkeit das Fehlen eines Plans und einer Person – sei es Freundin, Partner, Chefin, Trainerin oder Mentor –, die Sie anfeuert. Viele Menschen tun so, als ob sie niemanden brauchen, der sie anfeuert, aber fast immer ist das Gegenteil der Fall.

Sagen Sie mir nicht – und sagen Sie sich vor allem nicht selbst –, dass Sie zu faul sind. Es ist an der Zeit, dass Sie sich auf die Seite des Teils von Ihnen stellen, der weiß, dass Sie es nicht sind.

Merke

Sie besitzen bereits die Motivation, die Sie brauchen – das hat jeder, vor allem Menschen mit ADHS. Sie haben sie nur noch nicht genutzt.

Probieren Sie es nicht alleine

Es ist viel einfacher, die Motivation aufrechtzuerhalten, wenn man jemanden hat, der mit einem zusammenarbeitet. Die Energie steigt exponentiell an, wenn man sich mit einer Person oder einer Gruppe zusammenschließt.

Suchen Sie sich jemanden im Freundeskreis, um gemeinsam Sport zu treiben und sich gegenseitig zu ermutigen. Oder finden Sie eine Person, die Erfahrung im Coaching von Menschen mit ADHS hat. (Alles, was Sie tun müssen, ist online nach »ADHS-Trainern« zu suchen.)

In Zusammenarbeit mit einem Coach oder mit Gleichgesinnten können Sie Ihre Ziele skizzieren und dann einen Zeitplan für die Erreichung dieser Ziele erstellen. Einen Zeitplan und Verantwortung zu haben, klingt zunächst vielleicht abschreckend, aber Sie werden bald feststellen, dass diese Faktoren Sie motivieren und unterstützen. Das Geheimnis ist Teamarbeit und Verpflichtung.

Merke

Stellen Sie ein Team zusammen, mit dem Sie gern zusammenarbeiten. In der Gruppe steigen Ihre Erfolgsaussichten erheblich.

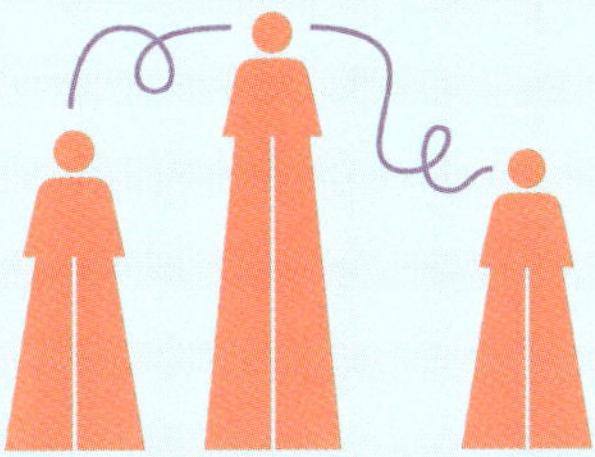

Kapitel 13

MEDIKAMENTE

Vielleicht sind Sie während der Lektüre dieses Buches zu dem Schluss gekommen, dass Sie ADHS haben, und nun fragen Sie sich, ob das bedeutet, dass Sie Medikamente brauchen. Mag sein, dass Sie der Sache aufgeschlossen gegenüberstehen, aber vielleicht machen Sie sich auch Sorgen, weil Sie nicht gern Medikamente einnehmen.

In diesem Kapitel werde ich Fakten über ADHS-Medikamente beleuchten und einige häufig gestellte Fragen beantworten, damit Sie für sich die beste Entscheidung treffen können.

Welche Medikamente werden bei ADHS eingesetzt?

Medikamente sind für mich »das mächtigste Werkzeug, vor dem jeder Angst hat«, und das ist die Wahrheit.

Bei richtiger Anwendung können Medikamente gegen ADHS ein Geschenk des Himmels sein: Sie steigern die Konzentration, geben Ihnen mehr Kontrolle über Ihr überragendes Gehirn, reduzieren Ihre Impulsivität und helfen Ihnen dadurch, sich weniger ängstlich zu fühlen.

Die wichtigste Medikamentenklasse zur Behandlung von ADHS sind Stimulanzien. Das erste Stimulans zur Behandlung dessen, was wir heute ADHS nennen, war Amphetamin. Im Jahr 1937 verabreichte der Psychiater Charles Bradley den hyperaktiven Jungen auf seiner Krankenstation Amphetamin. Die Jungen nahmen das Medikament gerne ein und nannten es ihre »Rechenpille«, weil es ihnen half, sich auf ihre Rechenaufgaben zu konzentrieren.

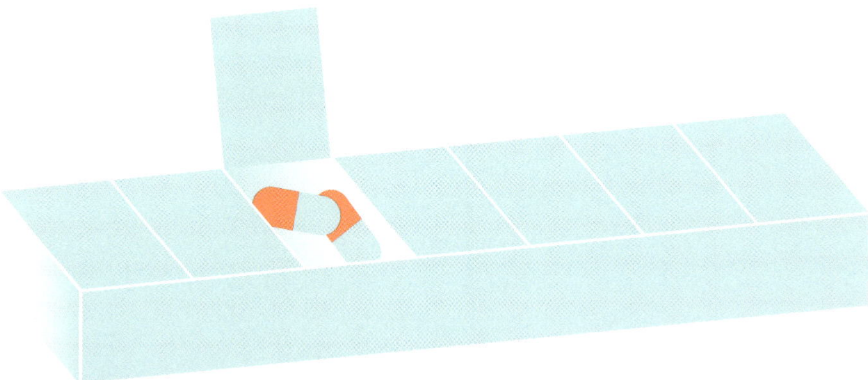

In den frühen 1950er-Jahren kam Methylphenidat auf den Markt. Es ist ein anderes Molekül als Amphetamin, hat aber die gleiche therapeutische Wirkung, nämlich die Konzentration zu verbessern und bei der Verhaltenskontrolle zu helfen.

Amphetamin und Methylphenidat sind die beiden Stimulanzien, aus denen zahlreiche Medikamente entwickelt wurden. Einige wirken über einen langen Zeitraum (8–14 Stunden), andere über einen kürzeren Zeitraum (3–5 Stunden). Einige sind in flüssiger Form erhältlich, andere als Tabletten oder Kapseln. Einige müssen unter der Zunge aufgelöst werden. Andere werden als Pflaster auf die Haut geklebt. Es gibt sogar eines, das vor dem Schlafengehen eingenommen wird und erst am nächsten Morgen wirkt. Die für die Behandlung von ADHS zugelassenen Medikamente sind allerdings von Land zu Land unterschiedlich. Ihr Arzt oder Ihre Ärztin wird Sie über die in Ihrem Land verfügbaren Medikamente beraten.

Kein Medikament wird über einen so langen Zeitraum hinweg verschrieben, wenn es nicht sowohl sicher als auch wirksam ist. Seit 1937 haben eine Vielzahl von Studien, Artikeln und Büchern dazu geführt, dass Stimulanzien zu den am gründlichsten untersuchten Medikamenten gehören, die wir verwenden.

Merke

Stimulierende Medikamente sollten nur unter ärztlicher Aufsicht eingenommen werden.

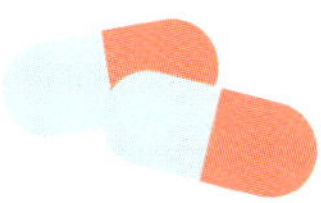

Häufig gestellte Fragen

Nachfolgend finden Sie einige der häufigsten Fragen, die mir zu ADHS-Medikamenten gestellt werden.

Machen ADHS-Medikamente süchtig?

Einer der vielen Mythen über Stimulanzien ist, dass sie süchtig machen. Untersuchungen haben jedoch gezeigt, dass stimulierende Medikamente die Suchtrate tatsächlich reduzieren. Durch die Einnahme der richtigen Medikamente wird die Versuchung, die falschen Medikamente einzunehmen, weitaus geringer.

Der Grund dafür, dass viele Menschen in die Suchtfalle tappen (siehe Kapitel 8, S. 122–141), liegt darin, dass sie ihre ADHS mit der Substanz oder dem Verhalten ihrer Wahl selbst behandeln. Durch die kontrollierte Einnahme stimulierender Medikamente besteht aber eine gute Chance, eine ungesunde Sucht zu beenden.

Wie wirken stimulierende Medikamente?

Wie kann ein Stimulans für einen Erwachsenen mit ADHS gut sein? Sind Menschen mit ADHS nicht bereits überreizt? Um dieses Paradoxon zu lösen, müssen Sie wissen, dass die Medikamente nur die hemmenden Neuronen des Gehirns stimulieren, die das außer Kontrolle geratene Gehirn wie eine Art Bremse verlangsamen können.

Stimulierende Medikamente wirken, indem sie den Spiegel bestimmter Chemikalien, sogenannter Botenstoffe, im Gehirn erhöhen. Am stärksten beeinflussen die Medikamente die Spiegel von Dopamin, Adrenalin und Noradrenalin. Diese Botenstoffe helfen dabei, die vielen Staus zu beseitigen, die ADHS in den Schaltkreisen des Gehirns verursacht.

Welche Nebenwirkungen haben Stimulanzien?

Medikamente sind nur ein Hilfsmittel im Werkzeugkasten, um Erwachsenen mit ADHS zu helfen. Für manche Menschen (jeden Alters) können sie ein Geschenk des Himmels sein, für andere unwirksam und für wieder andere mit unangenehmen Nebenwirkungen behaftet.

Eine Nebenwirkung, die häufig bei den stimulierenden Medikamenten zur Behandlung von ADHS auftritt, ist die Unterdrückung des Appetits. Solange man jedoch darauf achtet, nicht mehr Gewicht zu verlieren, als einem guttut, ist das ein akzeptabler Nebeneffekt.

Alle anderen möglichen Nebenwirkungen können durch eine Verringerung der Dosis oder ein vollständiges Absetzen des Medikaments rückgängig gemacht werden. Dazu gehören erhöhter Blutdruck, erhöhte Herzfrequenz, Kopfschmerzen, Mundtrockenheit und, wenn zu kurz vor dem Schlafengehen eingenommen, Schlaflosigkeit. Manche Menschen finden auch, dass Sie durch das Medikament ihren Elan und ihre Spontaneität verlieren. Wenn das passiert, brechen Sie einfach die Einnahme ab und kehren zu Ihrem normalen Selbst zurück.

Merke

Erinnern Sie sich, dass ich das ADHS-Gehirn mit einem Ferrari mit Fahrradbremsen verglichen habe (siehe S. 24)? ADHS-Medikamente können helfen, Ihre Bremsen zu verstärken und Ihnen eine bessere Kontrolle über Ihr Gehirn geben, sodass Sie Rennen gewinnen können, anstatt in Kurven ins Schleudern zu geraten.

Gibt es Alternativen zu den Stimulanzien?

Wenn jemand aus irgendeinem Grund kein Stimulans einnehmen möchte oder die Stimulanzien erfolglos ausprobiert hat, gibt es mehrere Kategorien von Medikamenten, die genauso gut wirken können. Wie gesagt, es ist alles eine Frage des Ausprobierens.

Unter den Nichtstimulanzien sind SNRI-Antidepressiva (selektive Noradrenalin-Wiederaufnahmehemmer) wie Atomoxetin am häufigsten. Guanfacin, ein Alpha-Blocker oder Alpha-2A-Adrenozeptor-Agonist, ist ein weiteres nicht stimulierendes Medikament, das bei ADHS verschrieben wird.

Merke

Die Folgen der Einnahme von Medikamenten sind reversibel. Das heißt, die Wirkung des Medikaments endet, sobald es aus Ihrem Körper ausgeschieden ist, was normalerweise noch am Tag der Einnahme der Fall ist.

In etwa 70 % der Fälle lässt sich ein Medikament finden, das wirkt.

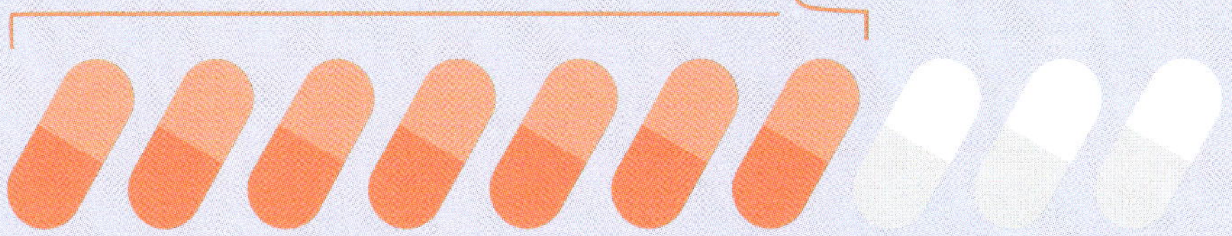

Sind ADHS-Medikamente die richtige Wahl für mich?

Gegen ADHS muss niemand Medikamente einnehmen. Sie sind eher eine Option als eine medizinische Notwendigkeit.

Der beste Weg herauszufinden, welches Medikament in welcher Dosierung für Sie am besten geeignet ist, ist Ausprobieren. Es gibt noch keinen Test, der uns sagt, welches Medikament bei einer Person am besten hilft. Aber da die häufigsten ADHS-Medikamente schnell wirken und noch am selben Tag aus dem Körper ausgeschieden werden, ist es möglich, in kurzer Zeit mehrere verschiedene auszuprobieren.

Einer der häufigsten Gründe für das Versagen von Medikamenten ist ein zu frühes Aufgeben oder die Einnahme einer nicht ausreichend hohen Dosis. Solange Sie keine Nebenwirkungen bemerken, können Sie die Dosis so lange erhöhen, bis Sie die erhoffte Besserung bemerken.

Durch Ausprobieren lässt sich in etwa 70 Prozent der Fälle ein wirksames Medikament finden. Mit »wirksam« meine ich eine angestrebte Verbesserung der Symptome ohne Nebenwirkungen (außer Appetitunterdrückung ohne unerwünschten Gewichtsverlust).

Merke

Mit unbehandelter ADHS zu leben ist, als würde man ein Auto mit viereckigen Rädern fahren. Wenn Sie das richtige Medikament für sich gefunden haben, werden die Räder rund und Sie kommen mit viel weniger Aufwand viel weiter.

Loten Sie alle Optionen aus

Wie Sie sehen, ist die Auswahl an Medikamenten gegen ADHS groß. Umso wichtiger ist es jedoch, mit Fachleuten zusammenzuarbeiten, die über die Besonderheiten dieser Medikamente Bescheid wissen. Finden Sie einen Arzt oder eine Ärztin, die schon viele Menschen mit ADHS behandelt hat und die alle verschiedenen Behandlungsmöglichkeiten, einschließlich Medikation, kennt.

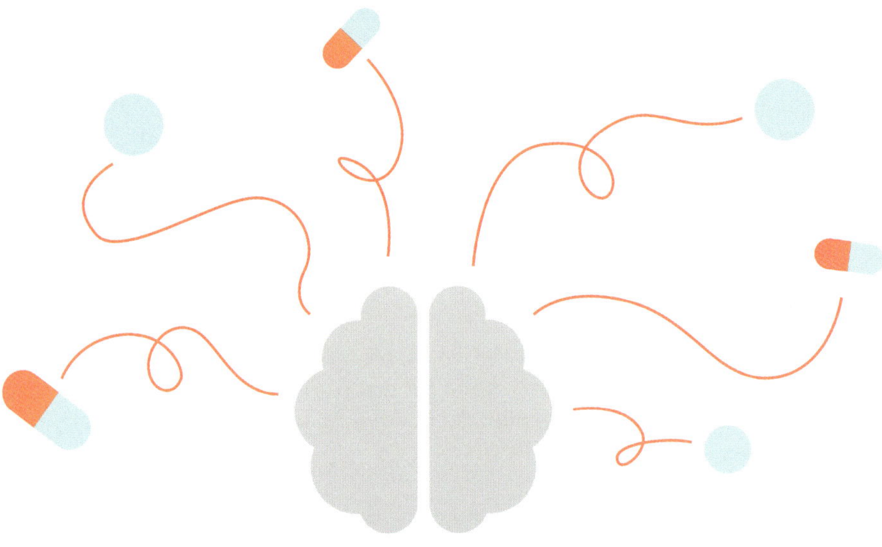

Fazit

Die ganze Medikamentensache läuft darauf hinaus: Wenn Sie ein Medikament ausprobieren und es Ihnen ohne Nebenwirkungen hilft, seien Sie froh und nehmen Sie es so lange ein, wie Sie möchten. Wenn es Ihnen nicht hilft oder Nebenwirkungen verursacht, brechen Sie die Einnahme ab und konsultieren Sie Ihren Arzt oder Ihre Ärztin, um über die nächsten Schritte zu entscheiden.

Denken Sie auch daran, dass Sie diese Entscheidungen und Feststellungen immer in Zusammenarbeit mit einem medizinischen Fachpersonal treffen sollten, für das ADHS kein unbekanntes Terrain ist.

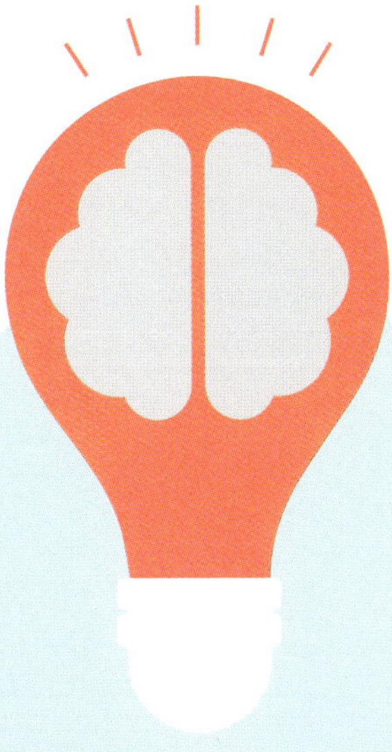

Merke

Medikamente sollten niemals die einzige Behandlung sein. Sie sollten immer mit persönlicher Weiterentwicklung, der Aufklärung über Ihre Ausprägung von ADHS und vor allem mit einer gesunden Lebensweise einhergehen (siehe S. 184–203).

Nachwort

Wir sind am Ende des Buches angelangt. Ohne Sie, liebe Leserschaft, hat meine Arbeit keinen Sinn, daher könnte mein Dank an Sie nicht aufrichtiger sein.

Obwohl ich Sie nicht persönlich kenne, habe ich auf jeder Seite an Sie gedacht. Ich hoffe, ich habe Ihnen die Vorzüge und Fallstricke von ADHS näher gebracht. Ich hoffe, ich habe Sie über die trivialisierenden Stereotypen hinausgeführt und Ihnen die immense Vielfalt gezeigt, die dieser faszinierenden Störung innewohnt, die so irreführend ADHS genannt wird. Ich hoffe auch, dass ich Sie genug darüber aufgeklärt habe, sodass Sie stolz darauf sind, ADHS zu haben. Und ich hoffe, ich habe Sie mit allen Informationen versorgt, die Sie benötigen, um den typischen ADHS-Fallen zu entgehen.

Wenn Sie auf diesen Seiten etwas Wertvolles gelernt haben, teilen Sie es bitte anderen mit. Mundpropaganda ist das beste Mittel, um Stigmatisierung zu bekämpfen und die guten Nachrichten über ADHS zu verbreiten.

Vielen Dank, dass Sie den Weg mit mir gegangen sind. Besuchen Sie mich doch einmal unter drhallowell.com/watch/ned-talks.

Quellen

ADHS-Organisationen

Deutschland
ADHS Deutschland e.V.: (www.adhs-deutschland.de)

Deutsche Gesellschaft für Kinder- und Jugendpsychiatrie, Psychosomatik und Psychotherapie (DGKJP): (www.dgkjp.de)

Bundesverband Aufmerksamkeitsstörung/Hyperaktivitäts e.V.: www.bv-ah.de

Schweiz
Schweizerische Fachgesellschaft ADHS: www.sfg-adhs.ch

Schweizerische Interessengemeinschaft ADHS (SIA): (www.adhs.ch)

Österreich
Österreichische Gesellschaft für ADHS: (www.adhs.at)

Adapt Aufmerksamkeitsdefizit/Hyperaktivitätsstörungen: (www. adapt.at)

ADHS im Web

Adhs-info (www.adhs-info.de)

Internationale Konsensuserklärung der World Federation of ADHD (Version von 2021) (https://www.zentrales-adhs-netz.de/news/deutsche-version-der-internationalen-konsensuserklaerung-der-world-federation-of-adhd/)

ADHSpedia (www.adhspedia.de)

Das zentrale ADHS-Netz (www.zentrales-adhs-netz.de)

Ratgeber ADHS (www.adhs-ratgeber.com)

Neurologen und Psychiater im Netz (www.neurologen-und-psychiater-im-netz.org)

Nationale Kontakt- und Informationsstelle zur Suche, Anregung und Unterstützung von Selbsthilfegruppen (www.nakos.de)

ADHS-Literatur

Barkley, Russell A.; Benton, Christine M.: *Das große Handbuch für Erwachsene mit ADHS.* Hogrefe 2017.

Edel, Marc-Andreas; Vollmöller, Wolfgang: *Aufmerksamkeitsdefizit-/Aktivitätsstörung bei Erwachsenen.* Springer-Verlag 2005.

Simchen, Helga: *AD(H)S - Hilfe zur Selbsthilfe.* Kohlhammer 2020.

Carl, Christine et al.: *Die Welt der Frauen und Mädchen mit AD(H)S: Warum sie so besonders sind und was sie stark macht.* Beltz 2022.

Boerger, Angelina (2023): *Kirmes im Kopf: Wie ich als Erwachsene herausfand, dass ich AD(H)S habe.* KiWi-Paperback 2023.

Ross-Child, William L.: *Der stille Kampf: Der vollständige Leitfaden zur Bewältigung von ADHS bei Erwachsenen; neue, leistungsstarke Strategien zur Annahme von Neurodiversität, zur Selbstakzeptanz und zum Erfolg.* Nova Mundo 2022.

Lachenmeier, Heiner: *Mit ADHS erfolgreich im Beruf: So wandeln Sie vermeintliche Schwächen in Stärken um.* Springer-Verlag 2012.

Haible-Baer, Nina; Kirsch, Peter: *Alles nach Plan. ADHS im Erwachsenenalter meistern. Mit Online-Materialien.* Beltz 2012.

Neuy-Lobkowicz, Astrid: *ADHS – erfolgreiche Strategien für Erwachsene und Kinder.* Klett-Cotta 2023.

Horlitz, Tina; Schütz, Astrid: *ADHS: Himmelweit und unter Druck: Ressourcen und Stressbewältigung für betroffene Erwachsene und Jugendliche.* Springer-Verlag 2015.

Neuhaus, Cordula: *Lass mich, doch verlass mich nicht: ADHS und Partnerschaft.* dtv Verlag 2005.

Quellennachweis

Seite 9: Barbaresi W.J., Katusic S.K., Colligan R.C., et al., »How common is attention-deficit/hyperactivity disorder? Incidence in a population-based birth cohort in Rochester, Minn.«, *Arch Pediatr Adolesc Med.* 2002;156(3):217-224. doi:10.1001/archpedi.156.3.217.

Seite 12: Rodden, Janice, »ADHS May Reduce Life Expectancy by As Much As 13 Years«, *ADDitude* 20. November 2018, additudemag.com/ADHS-life-expectancy-russell-barkley, Zugriff am 27.02.2023.

Seite 33: Zametkin A.J., Nordahl T.E., Gross M., et al., »Cerebral glucose metabolism in adults with hyperactivity of childhood onset«, *N Engl J Med.* 1990; 323(20):1361-1366. doi:10.1056/NEJM199011153232001. Copyright © 1990 Massachusetts Medical Society. Nachdruck mit Genehmigung der Massachusetts Medical Society.

Pages 35–37: Nachdruck mit Genehmigung von *The Diagnostic and Statistical Manual of Mental Disorders*, 5. Auflage, Textrevision, DSM-V-TR, S. 68-70 (Copyright ©2022). American Psychiatric Association. Alle Rechte vorbehalten.

Seite 42: Smith M., »Hyperactive Around the World? The History of ADHS in Global Perspective«, *Soc Hist Med.* 2017;30(4):767-787. doi:10.1093/shm/hkw127.

Seite 42: Barbaresi W.J., Katusic S.K., Colligan R.C., et al., »How common is attention-deficit/hyperactivity disorder? Incidence in a population-based birth cohort in Rochester, Minn.«, *Arch Pediatr Adolesc Med.* 2002;156(3):217-224. doi:10.1001/archpedi.156.3.217.

Seite 46: Slobodin O., Davidovitch M., »Gender Differences in Objective and Subjective Measures of ADHS Among Clinic-Referred Children«, *Front Hum Neurosci.* 2019;13:441. Erschienen am 13.12.2019 doi:10.3389/fnhum.2019.00441.

Seite 46: American Psychiatric Association, *Diagnostic and Statistical Manual of Mental Disorders*, 5. Auflage, Textrevision, DSM-V-TR (American Psychiatric Association, 2022), S. 72.

Seite 47: Stibbe T., Huang J., Paucke M., Ulke C., Strauss M., »Gender differences in adult ADHS: Cognitive function assessed by the test of attentional performance«, *PLoS One.* 2020;15(10):e0240810. Erschienen am 15.11.2020 doi:10.1371/journal.pone.0240810.

Seite 95: Beauchaine T.P., Ben-David I., Bos M., »ADHS, financial distress, and suicide in adulthood: A population study«, *Sci Adv.* 2020;6(40):eaba1551. Erschienen am 30.09.2020 doi:10.1126/sciadv.aba1551.

Seite 96: Pelham W.E. III, Page T.F., Altszuler A.R., Gnagy E.M., Molina B.S.G., Pelham W.E. Jr, »The long-term financial outcome of children diagnosed with ADHS«, *J Consult Clin Psychol.* 2020;88(2):160-171. doi:10.1037/ccp0000461.

Seite 96: Jones, Rupert, »Shopping is a nightmare: how ADHS affects people's spending habits«, *The Guardian* (25.06.2022).

Seite 109: John Gabrieli; McGovern Institute; Grover Hermann Professor, Health Sciences and Technology; Professor, Brain and Cognitive Sciences; Director, Athinoula A. Martinos Imaging Center, MIT.

Seite 112: Csikszentmihalyi, Mihalyi, *Flow: The Psychology of Optimal Experience* (Harper 2008).

Seite 126: Facher, Lev, »Rahul Gupta, first physician to serve as drug czar, says stigma among doctors is key culprit in addiction crisis«, *Stat* (02.09.2022), statnews.com/2022/09/02/rahul-gupta-drug-czar-says-stigma-among-doctors-adds-to-addiction-crisis, Zugriff am 27.02.2023.

Seite 126: National Center for Drug Abuse Statistics (drugabusestatistics.org), Zugriff am 27.02.2023.

Seite 126: The UK Drug and Alcohol Survey of 2021, delamere.com/blog/the-uk-drug-and-alcohol-use-survey-2021, Zugriff am 27.02.2023.

Seite 128: Kelly, A.B., et al., »The Age of Onset of Substance Use Disorders«, in de Girolamo, G., et al, (eds), *Age of Onset of Mental Disorders* (Springer, 2019).

Seite 130: Waldinger, Robert, M.D., *The Good Life: Lessons from the World's Longest Scientific Study on Happiness* (Simon & Schuster, 2023).

Seite 133: Blum, Kenneth, PhD, *Alcohol and the Addictive Brain* (Free Press, 1991).

Seite 144: Waldinger, Robert, M.D., *The Good Life: Lessons from the World's Longest Scientific Study on Happiness* (Simon & Schuster, 2023).

Seite 145: Vaillant, George, M.D., *Aging Well: Surprising Guideposts to a Happier Life, from the Landmark Harvard Study of Adult Development* (Little, Brown Spark, 2003).

Seite 146: Murthy, Vivek, M.D., *Together: The Healing Power of Connection in a Sometimes Lonely World* (Harper Wave, 2020).

Seite 146: Berkman, Lisa, »Social Networks, Support, and Health: Taking the Next Step Forward«, *American Journal of Epidemiology.* 1986; 123(4):559–562. doi.org/10.1093/oxfordjournals.aje.a114276.

Seite 146: Holt-Lunstad J., Smith T.B., Baker M., Harris T., Stephenson D., »Loneliness and social isolation as risk factors for mortality: a meta-analytic review«, *Perspect Psychol Sci.* 2015;10(2):227-237. doi:10.1177/1745691614568352.

Seite 177: Arthur C. Brooks, »The Secret to Happiness at Work«, *The Atlantic* (02.09.2021), theatlantic.com/family/archive/2021/09/dream-job-values-happiness/619951, Zugriff am 27. Februar 2023.

Seite 177: Arvey, Richard D., et al., »Job Satisfaction: Environmental and Genetic Components«, *Journal of Applied Psychology*, April 1989; 74(2):187-192. doi:10.1037/0021-9010.74.2.187.

Seite 180: Arthur C. Brooks, »4 Rules for Identifying Your Life's Work«, *The Atlantic* (21.05.2020), theatlantic.com/family/archive/2020/05/how-choose-fulfilling-career/611920, Zugriff am 27. Februar 2023.

Seite 186: Fatma Al-Maskeri, MBChB, PhD, LRCP&SI, FFPH, »Lifestyle Diseases: An Economic Burden on the Health Services«, *U.N. Chronicle* (27.06.2013).

Seite 199: Zylowska, Lidia, M.D., *The Mindfulness Prescription for ADHS* (Trumpeter, 2012).

Register

Dank

Wie fast jeder Autor habe ich mehr Menschen zu danken, als mir Platz zur Verfügung steht. Als erstes beginne ich hier mit Ihnen, liebe Leserschaft: Vielen Dank.

Vielen Dank an die brillante Zara Anvari, die dieses Buch konzipiert und mich dann gebeten hat, es zu schreiben. Und vielen Dank an ihr gesamtes Team bei DK, einschließlich Clare Churly (die mich dazu gebracht hat, zügiger zu schreiben als je zuvor), Izzy Holton, Becky Alexander, Tania Da Silva Gomes, Michelle Noel und Katie Edmundson. Ich hoffe, ich bin Ihnen allen gerecht geworden.

Vielen Dank an Jim Levine, meinen wunderbaren Agenten, und sein Team. Sie sind echte Profis, die mich wie ein Huskygespann beim Iditarod-Schlittenhunderennen hinter sich herziehen. Sie sind immer da, wenn ich sie brauche, und wenn meine Stimmung in den Keller fällt, holen sie sie wieder herauf.

Abschließend möchte ich meiner Sonne, meinem Mond und meinen Sternen danken: meiner Frau Sue, mit der ich seit 34 Jahren verheiratet bin, und unseren drei Kindern Lucy, Jack und Tucker. Es kommt mir vor, als wäre es erst gestern gewesen, dass ich die Danksagung für mein erstes Buch geschrieben habe, als meine Kinder gerade einmal sechs, drei und und ein halbes Jahr alt waren, aber der Kalender sagt mir, dass das 27 Jahre her ist.

Über den Autor

Dr. Edward M. Hallowell ist Kinder- und Erwachsenenpsychiater, ein weltbekannter Keynote-Speater sowie New-York-Times-Bestsellerautor und Co-Autor von mehr als 20 Büchern, darunter *Zwanghaft zerstreut* (gemeinsam mit John J. Ratey verfasst), die eine Revolution in unserem Verständnis von ADHS und in jüngerer Zeit ADHS 2.0 auslösten. Als regelmäßiger Kolumnist für das Magazin *ADDitude* postet er auch Ratschläge und persönliche Erfahrungen zu ADHS als virale »Ned Talks« auf TikTok. Als Gründer der Hallowell Center in Boston, New York City, San Francisco und Seattle sieht er noch immer jeden Tag seine Privatpatienten, die wichtigste Quelle seines Wissens. Er lebt mit seiner Frau, von Beruf Sozialarbeiterin, in der Gegend von Boston, wo sie, nachdem sie ihre drei Kinder großgezogen haben, ihre nächsten Abenteuer planen.

Disclaimer

Die Informationen in diesem Buch sind kein Ersatz für medizinische, pharmazeutische oder andere professionelle Beratung. Bitte konsultieren Sie Ihren Hausarzt, bevor Sie eine medizinische Behandlung beginnen, ändern oder beenden. Soweit dem Autor bekannt ist, sind die bereitgestellten Informationen korrekt und auf dem neuesten Stand (Stand: März 2023). Praxis, Gesetze und Vorschriften ändern sich, und die Leserschaft sollte sich zu diesen Themen stets auf dem neuesten Stand professionell beraten lassen. Die Nennung eines Produkts, einer Behandlung oder einer Organisation in diesem Buch stellt keine Billigung durch Autor oder Herausgeber dar, und das Weglassen solcher Namen stellt keine Missbilligung dar. Autor und Herausgeber lehnen, soweit gesetzlich zulässig, jegliche Haftung ab, die sich direkt oder indirekt aus der Nutzung oder dem Missbrauch der in diesem Buch enthaltenen Informationen ergibt.

DK | Penguin Random House

DK LONDON
Lektorat Zara Anvari, Becky Alexander, Izzy Holton, Katie Cowan, Clare Churly
Gestaltung und Bildredaktion Tania Gomes, Maxine Pedliham
Umschlaggestaltung Jasmin Lennie
Herstellung David Almond, Stephanie McConnell
Design und Illustrationen Studio Noel

Für die deutsche Ausgabe:
Projektbetreuung Silke Tauscher
Herstellungsleitung Dorothee Whittaker
Herstellungskoordination Bianca Isack
Herstellung Christine Rühmer

Titel der englischen Originalausgabe:
ADHD explained. Your Toolkit to Understanding and Thriving

Übersetzung Karin Hofmann
Lektorat Magdalena Kieser

ISBN 978-3-8310-4858-8
5902-336546-23372-04

Druck und Bindung TBB, a.s., Slowakei

FSC www.fsc.org MIX Papier | Fördert gute Waldnutzung FSC® C018179

www.dk-verlag.de

Hinweis
Die Informationen und Ratschläge in diesem Buch sind von den Autoren und vom Verlag sorgfältig erwogen und geprüft, dennoch kann eine Garantie nicht übernommen werden.
Eine Haftung der Autoren bzw. des Verlags und seiner Beauftragten für Personen-, Sach- und Vermögensschäden ist ausgeschlossen.